La

Obra Final

RESPONDIENDO A LAS NECESIDADES DE LA HUMANIDAD

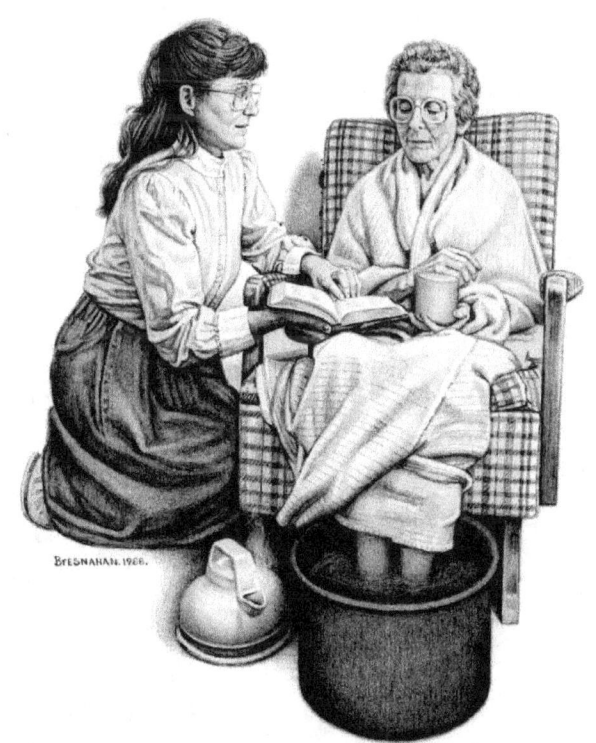

Una compilación de consejos inspirados para la preparación de obreros médica misioneras

Vernon Sparks M.D.

" . . . pronto no se hará ninguna obra en las líneas ministeriales que no sea obra médica misionera."
Consejos sobre la Salud, pág. 534.

"Un gran trabajo que hay que hacer en nuestro mundo, y los organismos humanos seguramente responderá a la demanda. Y todos los talentos necesarios, el coraje, la perseverancia, la fe, y el tacto vendrá como ponen la armadura."
Mrs. E. G. White.
Bible Echo, Septiembre 18, 1899.

El trabajo médica misionera—obra final de Cristo—se analiza por medio de más de 500 referencias del Espíritu de la Profecía.
Excelente para uso personal y grupos de estudio y como fuente de charlas y seminarios.

Publicado
por

DIGITAL INSPIRATION
1481 Reagan Valley Road
Tellico Plains, TN 37385
Ver más publicaciones en Español e Inglés—http://vsdigitalinspiration.com

Indice de Contenido

Razones para la Reforma Pro Salud

1. Nuestro primer deber hacia Dios y hacia nuestro prójimo es el establecimiento y la preservación de nuestra salud física y mental.

Consejos sobre el Régimen Alimenticio, pág. 15.

EL autodesarrollo es nuestra primera responsabilidad para con Dios y nuestros semejantes. Toda facultad que el Creador nos ha concedido, debe ser desarrollada hasta alcanzar la plenitud de su capacidad, de tal manera que podamos realizar el mayor bien posible. Por lo tanto, el tiempo empleado en cultivar y preservar la salud física y mental está bien usado. No podemos darnos el lujo de impedir el crecimiento o debilitar ninguna función del cuerpo ni de la mente. De lo contrario tendremos que sufrir las consecuencias.

2. Hemos de conocer y obedecer los principios que restaurarán en nosotros la imagen de Dios.

El Ministerio de Curación, págs. 77–78.

DIOS quiere que alcancemos al ideal de perfección hecho posible para nosotros por el don de Cristo. Nos invita a que escojamos el lado de la justicia, a ponernos en relación con los agentes celestiales, a adoptar principios que restaurarán en nosotros la imagen divina. En su Palabra escrita y en el gran libro de la naturaleza ha revelado los principios de la vida. Es tarea nuestra conocer estos principios y por medio de la obediencia cooperar con Dios en restaurar la salud del cuerpo tanto como la del alma.

3. Dios se ha comprometido a mantener la salud del cuerpo humano si obedecemos sus leyes y cooperamos con él.

Manuscript 3, 1897.

EL Creador del hombre ha dispuesto la maquinaria viviente de nuestros cuerpos. Cada función ha sido diseñada maravillosa y sabiamente. Y Dios se ha comprometido a mantener la salud del cuerpo humano si obedecemos sus leyes y cooperamos con él. Cada ley que gobierna la maquinaria humana ha de ser considerada tan ciertamente divina en su origen, carácter e importancia, como la ley de Dios. Cada acción descuidada, cualquier abuso a que se someta la maravillosa maquinaria del Señor, por el hecho de desatender sus leyes específicas en la habitación humana, es una violación de la ley de Dios. Podemos contemplar y admirar la obra de Dios en el mundo natural, pero la morada humana es la más maravillosa.

4. Si desobedecemos las leyes naturales de nuestro ser, tenderemos a quebrantar los diez mandamientos.

Counsels on Temperance and Bible Hygiene, pág. 53.

EN verdad es tanto un pecado el violar las leyes de nuestro ser como lo es el quebrantar los diez mandamientos. El hacer cualquiera de los dos es quebrantar las leyes de Dios. Aquellos que transgreden la ley de Dios en su organismo físico estarán inclinados a violar la ley de Dios que fue dada desde el Sinaí.

5. La voluntad que está verdaderamente convertida trata de evitar la debilidad física, mental y moral a travÉs de la obediencia a las leyes naturales.

Testimonies, tomo 6, págs. 369–370.

CUANDO los hombres y las mujeres están verdaderamente convertidos, respetarán concienzudamente las leyes de la vida que Dios ha establecido en su ser, tratando de esa manera, de evitar la debilidad física, mental y moral. La obediencia a estas leyes debe ser un asunto de deber personal. Nosotros mismos debemos sufrir los males que vienen como consecuencia de la ley violada. De manera que, la pregunta que debemos contestar no es, "¿qué dirá el mundo?" sino, "¿cómo debo yo, que afirmo ser un cristiano, tratar la morada que Dios me ha dado? ¿Debo obrar para obtener el más elevado bienestar temporal y espiritual para mi persona, manteniendo mi cuerpo como un templo para el Espíritu Santo, o me sacrificaré a mí mismo para seguir las ideas y prácticas del mundo?"

6. La ignorancia acerca de las leyes básicas es la mayor causa de enfermedad.

Consejos sobre el Régimen Alimenticio, pág. 20.

LA mayor parte de las enfermedades que han hecho sufrir y que están haciendo padecer a la humanidad, han sido creadas por los hombres debido a la ignorancia de las leyes básicas que rigen su propio organismo.

7. Hemos de entregarle nuestro cuerpo a Dios como un sacrificio vivo, saludable, para que sea templo del Espíritu Santo.

Consejos sobre la Salud, pág. 120.

DIOS requiere que el cuerpo le sea ofrecido en sacrificio vivo, no en sacrificio muerto o decadente. Las ofrendas de los hebreos debían ser sin mancha, y ¿será acaso agradable para Dios recibir un sacrificio humano lleno de enfermedad y corrupción? Él nos dice que nuestro cuerpo es templo del Espíritu Santo; y nos pide que cuidemos de este templo de tal manera que sea una habitación adecuada para su Espíritu. El apóstol Pablo nos da esta admonición: "Porque comprados sois por precio; glorificad pues a Dios en vuestro cuerpo y en vuestro espíritu, los cuales son de Dios". 1 Corintios 6:20. Todos deben esmerarse por conservar el cuerpo en la mejor condición física posible, para que puedan ofrecer a Dios un servicio perfecto y llevar a cabo sus deberes tanto en el seno de la familia como en la sociedad.

8. Robamos a nuestras familias y a nuestros vecinos, como también a Dios, cuando desobedecemos las leyes de la salud.

Testimonies, tomo 3, pág. 164–165.

NUESTRO primer deber, uno que le debemos a Dios y a nuestro prójimo, es obedecer la ley de Dios, la cual incluye las leyes de la salud. Si estamos enfermos, imponemos una fatigosa demanda sobre nuestros amigos, y nos hacemos incapaces de desempeñar nuestros deberes hacia nuestras familias y nuestros vecinos. Y cuando la muerte prematura es el resultado de nuestra violación a la ley de la naturaleza, traemos sufrimiento y tristeza sobre otros; privamos a nuestro prójimo de la ayuda que deberíamos prestarle al vivir; robamos a nuestras familias del consuelo y la ayuda que podemos darles, y robamos a Dios del servicio que él reclama de nosotros para avanzar su gloria. Entonces, ¿no somos, en la peor de las formas, transgresores de la ley de Dios?

9. Es imposible complacer el apetito y lograr al mismo tiempo la perfección del carácter.

Testimonies, tomo 2, pág. 400.

TODOS los que sean participantes de la naturaleza divina, huirán de la corrupción que hay en el mundo a causa de la concupiscencia. Para aquellos que complacen el apetito, es imposible obtener la perfección de un carácter cristiano.

10. El cielo nos ha enviado la luz de la reforma pro salud para que seamos santificados a través de la verdad.

Consejos sobre la Salud, pág. 119.

NUESTRO Padre celestial nos dio la luz de la reforma pro salud a fin de protegernos contra los peligros de un apetito depravado, para que los que aman la pureza y la santidad puedan saber cómo usar con discreción todo lo bueno que Dios les ha provisto, y para que mediante el ejercicio cotidiano de la temperancia puedan ser santificados por la verdad.

11. La reforma pro salud trazará una línea de separación entre aquellos que sirven a Dios y los que se complacen a sí mismos.

Joyas de los Testimonios, tomo 3, pág. 358.

COLÓQUENSE los maestros y directores de nuestra obra firmemente sobre el terreno bíblico en lo que se refiere a la reforma pro salud, y den un testimonio definido a los que creen que vivimos en los últimos tiempos de la historia de este mundo. Debe haber una línea de separación entre los que sirven a Dios y los que se complacen a sí mismos.

12. Se requiere una labor ardua para asegurar la mejor salud física, de modo que tengamos la claridad mental para discernir entre lo bueno y lo malo.

Counsels on Temperance and Bible Hygiene, pág. 25.

HAY una obra que debemos hacer, una labor ardua y decidida. Todos nuestros hábitos, gustos e inclinaciones deben ser educados en armonía con las leyes de la vida y la salud. Por este medio podemos asegurar la mejor condición física, y tener claridad mental para discernir entre lo bueno y lo malo.

13. El hacer a un lado un "Así dice el Señor" es descarriar a otros, y su gravedad será revelada en el juicio.

Review and Herald, tomo 1, pág. 253.

HAY muchos entre los profesos cristianos hoy día que decidirán que Daniel fue demasiado particular, y lo juzgarán como estrecho de mente y prejuiciado. Ellos consideran que el asunto de la comida y la bebida es uno de muy poquita consecuencia para requerir una postura tan decidida, una que envolvía el probable sacrificio de toda ventaja terrenal. Pero aquellos que razonan de esa manera descubrirán en el día del juicio que se alejaron de los expresos requerimientos de Dios, y que erigieron su propia opinión como una norma de los bueno y lo malo. Descubrirán que lo que les parecía carente de importancia no era considerado así por el Señor. Sus requerimientos deben ser sagradamente obedecidos. Aquellos que aceptan y obedecen uno de sus preceptos porque es conveniente hacerlo, mientras que rechazan otro porque su observancia requeriría sacrificio, rebajan la norma del bien y por su ejemplo conducen a otros a tratar livianamente la ley de Dios. Un "Así dice el Señor" ha de ser nuestra regla en todas las cosas.

14. La estricta obediencia a las leyes de la salud así como la sabiduría y la fortaleza divina, son esenciales para alcanzar los niveles más elevados de los logros morales e intelectuales.

Review and Herald, tomo 1, pág. 253.

AQUÍ hay una lección para todos, pero especialmente para la juventud. Una estricta obediencia a los requerimientos divinos, es beneficiosa a la salud del cuerpo y la mente. Para alcanzar los niveles más elevados de logros intelectuales, es necesario buscar sabiduría y fortaleza de Dios, y observar una estricta temperancia en todos los hábitos de vida.

15. La lluvia tardía será derramada solamente sobre aquellos que hallan tenido una experiencia previa de victoria sobre los hábitos erróneos de salud.

Testimonies, tomo 1, págs. 486–487.

ME fue mostrado que si el pueblo de Dios no hace un esfuerzo de su parte, sino que espera recibir el refrigerio para remover sus equivocaciones y errores; si ellos dependen de esto para limpiarse de toda contaminación de carne y de espíritu, y prepararlos para tomar parte en el fuerte pregón del tercer ángel, serán hallados faltos. El refrigerio o poder de Dios viene solamente sobre aquellos que se han preparado haciendo la obra que Dios les ha ordenado, a saber, limpiándose de toda contaminación de la carne y del espíritu, perfeccionando la santidad en el temor de Dios.

16. Habrá un maravilloso cambio en la experiencia religiosa cuando la continua rebelión en contra de la reforma pro salud cese.

Consejos sobre la Salud, págs. 580–581.

EL descuido de seguir los principios sólidos ha desfigurado la historia del pueblo de Dios. Ha habido continuamente una apostasía en la reforma pro salud, y como resultado Dios ha sido deshonrado por una gran falta de espiritualidad . . . Es mejor renunciar al nombre de cristiano antes que hacer profesión y al mismo tiempo complacer los apetitos que fortalecen las pasiones impías . . . Cuando se aparten de las complacencias que destruyen la salud, obtendrán una percepción más clara de lo que constituye la verdadera piedad. Se observará un cambio admirable en la experiencia religiosa.

17. Una dieta restringida, sin una apetito transformado, no es verdadera temperancia.
Special Testimonies, Serie A, pág. 54.

UNA simple restricción de su dieta no curará su apetito enfermizo. El Hermano y la Hermana _____ no practicarán la temperancia hasta que sus corazones sean transformados por la gracia de Dios.

18. Sólo los verdaderos reformadores en el campo de la salud llenará los requerimientos de la mente de Dios.
Carta 3, 1884.

SI actuamos por principio en estas cosas, si observamos reglas estrictas de dieta, si como cristianos educamos nuestros gustos siguiendo el plan divino, ejerceremos una influencia que llenará los requerimientos de la mente de Dios. La pregunta es: "¿Estamos dispuestos a ser verdaderos reformadores en el campo de la salud?"

19. La verdadera reforma pro salud deberá ser efectuada antes de que podamos estar delante de Dios como un pueblo perfecto.
Joyas de los Testimonios, tomo 3, pág. 354.

LOS que han recibido instrucciones acerca de los peligros del consumo de carne, té, café y alimentos demasiado condimentados o malsanos, y quieran hacer un pacto con Dios por sacrificio, no continuarán satisfaciendo sus apetitos con alimentos que saben son malsanos. Dios pide que los apetitos sean purificados y que se renuncie a las cosas que no son buenas. Esta obra debe ser hecha antes que su pueblo pueda estar delante de él como un pueblo perfecto.

20. La reforma pro salud, más bien que una piedra de tropiezo, es un trampolín hacia el cielo.
Testimonies, tomo 1, pág. 546.

DIJO el ángel: "Absteneós de los deseos carnales que batallan contra el alma." Habéis tropezado en la reforma pro salud. Ésta os parece un apéndice innecesario de la verdad. No es así; Esta es parte de la verdad. He aquí una obra para vosotros, la cual será más ardua y os probará más profundamente que ninguna otra cosa que se os haya requerido hasta ahora. Mientras vaciláis y os detenéis, fracasando en apropiaros de la bendición que es vuestro privilegio recibir, sufrís una pérdida. Estáis tropezando con la misma bendición que el cielo ha colocado en vuestro sendero, para hacer el progreso menos difícil. Satanás presenta esto ante vosotros en la luz más objetable, para que combatáis en contra de aquello que sería de mayor beneficio para vosotros, lo cual sería para vuestra salud física y espiritual.

21. Dios os llama a que os arrepintáis y dejéis de impedir que vuestras facultades físicas, mentales y espirituales se desarrollen.
Carta 135, 1902.

MUCHOS le han causado gran daño al cuerpo al descuidar las leyes de la vida, y puede que nunca se recuperen de los resultados de su descuido; pero aún ahora, pueden arrepentirse y convertirse. El hombre ha tratado de ser más sabio que Dios. Se ha convertido en una ley para sí mismo. Dios nos llama a prestar atención a sus requerimientos, a dejar de deshonrarlo impidiendo el desarrollo de nuestras capacidades físicas, mentales y espirituales.

22. Todo desarrollo de nuestras facultades mentales que obtengamos aquí, nos lo llevaremos al cielo.
Manuscript Release, pág. 676-1.

LA eternidad está ante nosotros. Todo el desarrollo de nuestras facultades mentales que obtengamos aquí, todos los progresos que logremos en refinarnos y elevarnos al conectarnos con el cielo, serán trasladados con nosotros, mientras que si debilitamos nuestras habilidades por la inactividad, si deterioramos nuestros talentos, los cuales son capaces de ser cultivados, no podremos en el mundo mejor redimir el descuido en desarrollarnos a nosotros mismos, esa gran pérdida.

Puede que algunos sean salvos como por fuego. Su vida inútil les ha traído una pérdida infinita. Debemos perfeccionarnos en esta vida, todo lo que podamos con la ayuda y la gracia de Dios, sabiendo que nos llevaremos estas mejoras con nosotros al cielo.

23. Mientras más completa sea la entrega de nuestro espíritu, alma, mente, y cuerpo al Espíritu Santo, más fragante será nuestra ofrenda para él.
Comentario Bíblico Adventista, tomo 7, pág. 921.

DIOS quiere que comprendamos que tiene derecho a la mente, el alma, el cuerpo y el espíritu: a todo lo que poseemos. Somos suyos por creación y por redención. Como nuestro Creador, demanda nuestro servicio pleno; como nuestro Redentor, tiene una exigencia tanto de amor como de derecho [sobre nosotros], de amor sin paralelo. Debemos tener en cuenta esa exigencia. Delante de creyentes y de incrédulos constantemente debemos reconocer nuestra dependencia de Dios. Nuestro cuerpo, nuestra alma, nuestra vida le pertenecen, no sólo porque son una dádiva gratuita, sino porque constantemente nos proporciona sus beneficios y nos fortalece para que usemos nuestras facultades . . .

Los que son hijos de Dios representarán a Cristo en carácter. Sus obras tendrán el perfume de la infinita ternura, la compasión, el amor y la pureza del Hijo de Dios. Y mientras más completamente se entreguen la mente y el cuerpo al Espíritu Santo, mayor será la fragancia de nuestra ofrenda para él.

La Dieta y la Espiritualidad

24. Existe una relación estrecha entre la salud física y la espiritualidad.

Consejos Sobre la Salud, págs. 66–67.

QUE nadie que profesa piedad considere con indiferencia de que la intemperancia no es pecado ni afectará su espiritualidad. Existe una relación estrecha entre la naturaleza física y la moral.

25. La complacencia del apetito hace que la santificación del cuerpo y del espíritu sea imposible.

Health Reformer, pág. 181.

NO es posible para nosotros glorificar a Dios mientras vivimos en violación de las leyes de la vida. El corazón no puede mantener una consagración a Dios mientras el apetito carnal es complacido. Un cuerpo enfermo y un intelecto desordenado por causa de la continua gratificación de apetitos nocivos, hace que la santificación del cuerpo y de la mente sea imposible.

26. Es un deber sagrado el amar al Señor más que a nuestros apetitos.

Testimonies, tomo 2, pág. 70.

TENEMOS la obligación de saber cómo preservar el cuerpo en la condición más saludable, y es un deber sagrado vivir a la altura de la luz que Dios en su misericordia ha dado. Si cerramos nuestros ojos a la luz por miedo de ver nuestros errores, los cuales no estamos dispuestos a abandonar, nuestros pecados no disminuyen sino que se acrecientan. Si nos apartamos de la luz en un caso, ésta será ignorada en otro. El violar las leyes de nuestro ser es tan ciertamente un pecado como lo es el quebrantar uno de los diez mandamientos, porque no podemos hacer ninguno de los dos sin quebrantar la Ley de Dios. No podemos amar al Señor con todo nuestro corazón, mente, alma y fuerza mientras estamos amando nuestros apetitos y nuestros gustos mucho más de lo que amamos al Señor.

27. La satisfacción del apetito es el mayor obstáculo para la santificación.

Joyas de los Testimonios, tomo 3, pág. 356.

DEBEMOS aprender que la satisfacción de nuestros apetitos es el mayor obstáculo que se oponga a nuestro progreso intelectual y a la santificación del alma.

28. Muchos pierden más bendiciones sabáticas de las que pueden imaginarse a causa de comer en exceso.

El Ministerio de Curación, pág. 237.

NO debemos proveer para el sábado una cantidad de alimento más abundante ni variada que para los demás días. Por el contrario, el alimento debe ser más sencillo, y debe comerse menos para que la mente se encuentre despejada para entender las cosas espirituales. A estómago cargado, cerebro pesado. Pueden oírse las más hermosas palabras sin apreciarlas, por estar confusa la mente a causa de una alimentación impropia. Al comer con exceso en el día de reposo, muchos contribuyen más de lo que se figuran a incapacitarse para aprovechar los recursos de edificación espiritual que ofrece ese día.

29. El comer en exceso en las reuniones campestres a menudo crea un letargo en la apreciación de los asuntos eternos.

Testimonies, tomo 5, págs. 162–164.

SE me ha mostrado que algunos en nuestras reuniones campestres se hallan muy lejos de lo que el Señor había dispuesto que ellos fueran . . . A menudo el estómago es sobrecargado con alimento que muy rara vez es tan simple y sencillo como el que se ingiere en el hogar, donde la cantidad de ejercicio practicado es doble o triple. Esto le provoca a la mente un estado de letargo tal, que es difícil apreciar las cosas eternas, y cuando la reunión concluye, ellos se sienten chasqueados de no haber disfrutado más del Espíritu de Dios.

30. La complacencia en los hábitos alimenticios erróneos conducirá a la falta de preparación para el toque final de la inmortalidad.

Joyas de los Testimonios, tomo 1, pág. 196.

NECESITÁIS mentes claras y enérgicas para apreciar el carácter excelso de la verdad, para valorar la expiación y estimar debidamente las cosas eternas. Si seguís una conducta equivocada y erróneos hábitos de comer, y por ello debilitáis las facultades intelectuales, no estimáis la salvación y la vida eterna como para que os inspiren a conformar vuestras vidas con la de Cristo; ni haréis los esfuerzos fervorosos y abnegados para conformaros con la voluntad de Dios que su Palabra requiere, y que necesitáis para que os den la idoneidad moral que merecerá el toque final de la inmortalidad.

31. El debilitamiento de nuestras facultades físicas disminuye nuestra visión espiritual y el poder de nuestra voluntad.

Palabras de Vida del Gran Maestro, pág. 281.

CUALQUIER cosa que disminuya la fuerza física, debilita la mente y la vuelve menos capaz de discernir entre lo bueno y lo malo. Nos volvemos menos capaces de escoger lo bueno, y tenemos menos fuerza de voluntad para hacer lo que sabemos que es recto.

El uso indebido de nuestras facultades físicas acorta el período de tiempo en el cual nuestras vidas pueden ser usadas para la gloria de Dios. Y ello nos incapacita para realizar la obra que Dios nos ha dado para hacer.

32. Cristo no descenderá tan bajo como para levantar a aquellos que persistan en la gratificación propia.

Spiritual Gifts, tomo 4, págs. 148–149.

AQUELLOS que provocan su propia enfermedad a causa de la complacencia propia, no tienen cuerpos y mentes sanas. No pueden pesar las evidencias de la verdad, y comprender los requerimientos de Dios. Nuestro Salvador no extenderá su brazo lo suficientemente bajo como para levantar a los tales de su estado de degradación, mientras ellos persisten en seguir una trayectoria que los llevará a hundirse todavía más.

33. Comer en forma imprudente conduce a tomar decisiones erróneas con respecto a la obra de Dios.

Consejos sobre el Régimen Alimenticio, pág. 62.

QUÉ lástima es que a menudo, cuando debe ejercerse gran restricción propia, el estómago es llenado con una masa de alimento perjudicial, que queda allí para descomponerse. La perturbación del estómago afecta el cerebro. El que come en forma imprudente no se da cuenta de que se está descalificando para dar consejos sabios, y para trazar planes para el mejor progreso de la obra de Dios. Pero esto es así. No puede discernir las cosas espirituales, y en las reuniones de consejo, cuando debe decir Sí y Amén, dice No. Hace proposiciones muy desatinadas. El alimento que ha comido ha entorpecido su capacidad cerebral.

34. El Edén fue perdido a causa de la satisfacción del apetito, y su restauración debe empezar con la reforma de los hábitos físicos del hombre.

Joyas de los Testimonios, tomo 1, pág. 416.

CRISTO sabía que a fin de llevar a cabo con éxito el plan de salvación, debía comenzar la obra de redimir al hombre donde había comenzado la ruina. Adán cayó por satisfacer el apetito. A fin de enseñar al hombre su obligación de obedecer a la ley de Dios, Cristo empezó su obra de redención reformando los hábitos del hombre. La decadencia de la virtud y la degeneración de la especie se deben principalmente a la complacencia del apetito pervertido.

35. Los ministros, de manera especial, deben vigilar sus hábitos dietéticos para disfrutar de las bendiciones del Espíritu Santo sobre sus labores espirituales.

Consejos sobre el Régimen Alimenticio, págs. 64–65.

LOS ministros, por encima de todos los demás, deben ahorrar la fuerza del cerebro y de los nervios. Deben evitar todo alimento o bebida que tenga la tendencia a irritar o excitar los nervios. La excitación es seguida de depresión; la excesiva complacencia entenebrecerá la mente, y hará que los pensamientos sean difíciles y confusos. Nadie puede ser un obrero de éxito en las cosas espirituales hasta que ob- serve una estricta temperancia en sus hábitos dietéticos. Dios no puede permitir que su Santo Espíritu descanse sobre los que, aunque saben cómo deben comer para disfrutar de salud, persisten en una práctica que debilitará la mente y el cuerpo.

36. Los hábitos de salud tienen una influencia directa sobre nuestro crecimiento espiritual.

Youth Instructor, 31 de mayo de 1894.

EL comer, el beber, y el vestir, tienen una influencia directa sobre nuestro progreso espiritual.

37. La salud moral es afectada por nuestros hábitos en el comer, el beber y el vestir.

Review and Herald, tomo 1, pág. 254.

ESTO es verdadera santificación. No es simplemente una teoría, una emoción, o una manera de hablar, sino un principio activo y viviente, introducido en la vida diaria. Éste requiere que nuestros hábitos en el comer, el beber y el vestir sean tales que aseguren la preservación de la salud física, mental y moral, para que podamos presentar nuestros cuerpos al Señor, no como una ofrenda corrompida por hábitos erróneos, sino como "un sacrificio vivo, santo, agradable a Dios".

38. Aquellos que valoran el sacrificio de Cristo escogerán firmemente la negación del apetito y la pasión.

Joyas de los Testimonios, tomo 1, pág. 422.

ASÍ como nuestros primeros padres perdieron el Edén por complacer el apetito, nuestra única esperanza de reconquistar el Edén consiste en dominar firmemente el apetito y la pasión. La abstinencia en el régimen alimenticio y el dominio de todas las pasiones conservarán el intelecto y darán un vigor mental y moral que capacitará a los hombres para poner todas sus propensiones bajo el dominio de las facultades superiores, para discernir entre lo bueno y lo malo, lo sagrado y lo profano. Todos los que tienen un verdadero sentido del sacrificio hecho por Cristo al abandonar su hogar del cielo para venir a este mundo a fin de mostrar al hombre, por su propia vida, cómo resistir la tentación, se negarán alegremente a sí mismos y resolverán participar de los sufrimientos de Cristo.

39. El fracaso en controlar el apetito y las pasiones hará que las obras y las trampas de Satanás sean interpretadas como providencia de Dios.

Joyas de los Testimonios, tomo 1, pág. 422.

EL temor de Jehová es el principio de la sabiduría. Los que venzan como Cristo venció, necesitarán precaverse constantemente contra las tentaciones de Satanás. El apetito y las pasiones deben ser sometidos al dominio de la conciencia iluminada, para que el intelecto no sufra perjuicio, y las facultades de percepción se mantengan claras a fin de que las obras y trampas de Satanás no sean interpretadas como providencia de Dios. Muchos desean la recompensa y la victoria finales que han de ser concedidas a los vencedores, pero no están dispuestos a soportar los trabajos, las privaciones y la abnegación como lo hizo su Redentor. Unicamente por la obediencia y el esfuerzo contínuo seremos vencedores como Cristo lo fue.

40. La victoria sobre el apetito es la clave de la victoria sobre Satanás.

Joyas de los Testimonios, tomo 1, págs. 422–423.

EL poder dominante del apetito causará la ruina de millares de personas, que, si hubiesen vencido en ese punto, habrían tenido fuerza moral para obtener la victoria sobre todas las demás tentaciones de Satanás. Pero los que son esclavos del apetito no alcanzarán a perfeccionar el carácter cristiano. La continua transgresión del hombre durante seis mil años ha producido enfermedad, dolor y muerte. Y a medida que nos acerquemos al fin la tentación de complacer el apetito será más poderosa y más difícil de vencer.

41. Los errores en el comer y el beber conducen a errores en los pensamientos y las acciones.

Review and Herald, tomo 1, pág. 254.

CUALQUIER hábito que no promueva la acción saludable del sistema humano, degrada las facultades más elevadas y nobles. Los hábitos erróneos en el comer y beber conducen a errores en los pensamientos y las acciones. La complacencia del apetito fortalece las tendencias animales dándoles una ascendencia sobre las facultades mentales y espirituales.

42. Debemos escoger aquellos alimentos que mejor nutran nuestra salud física, intelectual y moral.

Joyas de los Testimonios, tomo 1, pág. 259.

SI hubo alguna vez un tiempo en que la alimentación debía ser de la clase más sencilla es ahora. No debe ponerse carne delante de nuestros hijos. Su influencia tiende a excitar y fortalecer las pasiones inferiores, y tiende a amortiguar las facultades morales. Los cereales y las frutas preparados sin grasa y en forma tan natural como sea posible, deben ser el alimento destinado a todos aquellos que aseveran estar preparándose para ser trasladados al cielo. Cuanto menos excitante sea nuestra alimentación, tanto más fácil será dominar las pasiones. La complacencia del gusto no debe ser consultada sin tener en cuenta la salud física, intelectual o moral.

43. La lucha victoriosa sobre el apetito y las pasiones y de esa manera sobre Satanás está abierta para todos aquellos que se envuelvan en ella.

Testimonies, tomo 4, págs. 35–36.

NO se le ha dado ningún estímulo a ninguno de los hijos e hijas de Adán de que pueden llegar a ser vencedores victoriosos en la batalla cristiana a menos que decidan practicar la temperancia en todo. Si hacen esto, no pelearán como quiere hiere el aire.

Si los cristianos mantienen el cuerpo en sujección, y ponen todos sus apetitos y pasiones bajo el control de un entendimiento iluminado, sintiendo que es un deber que deben a Dios y a sus semejantes el obedecer las leyes que gobiernan la salud y la vida, tendrán la bendición de un vigor físico y mental. Tendrán poder moral para librar la batalla en contra de Satanás; y en el nombre de Aquel que conquistó el apetito en su beneficio, pueden ser más que vencedores por ellos mismos. Esta lucha está abierta para todo el que se envuelva en ella.

44. La completa obediencia es la única señal verdadera de santificación.

Comentario Bíblico Adventista del Séptimo Día, tomo 7, pág. 920.

OBEDIENCIA a todos los mandamientos de Dios es la única señal verdadera de santificación. Desobediencia es la señal de deslealtad y apostasía.

45. Las prácticas malsanas deben ser vencidas para que el hombre pueda ser santificado.

Comentario Bíblico Adventista del Séptimo Día, tomo 7, pág. 921.

LA verdad debe santificar a todo el hombre: su mente, sus pensamientos, su corazón, sus energías. Sus facultades vitales no deben consumirse en prácticas concupiscentes. Estas deben ser vencidas, o lo vencerán a él.

La Reforma Pro Salud y el Mensaje del Tercer Angel

46. La reforma pro salud es la mano derecha del mensaje del tercer ángel.

Joyas de los Testimonios, tomo 1, pág. 319.

EL 10 de diciembre de 1871 me fue mostrado que la reforma pro salud es un ramo de la gran obra que ha de preparar a un pueblo para la venida del Señor. Está tan íntimamente relacionada con el mensaje del tercer ángel como la mano lo está con el cuerpo.

47. La explicación y la exhortación a obedecer las leyes de la naturaleza son parte del mensaje final al hombre caído.

Joyas de los Testimonios, tomo 1, pág. 320.

HACER clara la ley natural e instar a que se la obedezca es la obra que acompaña al mensaje del tercer ángel, con el propósito de preparar un pueblo para la venida del Señor.

48. La opinión pública debe ser profundamente agitada con respecto a la reforma pro salud para habilitarlos a discernir las verdades espirituales.

Testimonies, tomo 3, pág. 162.

EL ha planeado que el importante tema de la reforma pro salud sea agitado, y que la opinión pública sea profundamente motivada a investigar; porque es imposible para los hombres y las mujeres, con todos sus hábitos pecaminosos, destructores de la salud y debilitantes del cerebro, discernir las sagradas verdades mediante las cuales han de ser santificados, refinados, elevados, y preparados para la sociedad de los ángeles celestiales en el reino de gloria.

49. La reforma pro salud es una de las grandes ramas de la obra de preparación para la venida de Cristo.

Testimonies, tomo 3, pág. 61.

POR años el Señor ha estado llamando la atención de su pueblo hacia la reforma pro salud, ésta es una de las grandes ramas del trabajo de preparación para la venida del Hijo del hombre.

50. El mensaje completo del tercer ángel tiene un papel importante en la reforma pro salud pero no ejerce una influencia controladora en la obra de salud.

Testimonies, tomo 6, pág. 327.

CUANDO el mensaje del tercer ángel es recibido en toda su potencia, se le dará su lugar a la reforma pro salud en los concilios de la asociación, en la obra de la iglesia, en el hogar, en la mesa, y en el arreglo de la casa. El brazo derecho del mensaje servirá y protegerá al cuerpo.

Pero mientras que la obra médica tiene su lugar en la proclamación del mensaje del tercer ángel, sus promotores no deben, en ningún modo, esforzarse para hacer que ésta tome el lugar del mensaje.

51. Por el ejemplo y por la palabra, el ministerio ha de presentar la reforma pro salud a todos los conversos como una parte integral del mensaje del tercer ángel.

Testimonies, tomo 1, págs. 469–470.

UNA parte importante de la labor del ministro es presentar fielmente al pueblo la reforma pro salud, su conexión con el mensaje del tercer ángel, como una parte esencial de la misma obra. No deben fallar en adoptarlo ellos mismos, y deberían recomendarlo a todos los que profesan creer en la verdad.

52. Cada uno de nosotros tiene una obra personal e individual, en la reforma pro salud, esencial en la preparación para el fuerte pregón del mensaje del tercer ángel.

Testimonies, tomo 1, pág. 486.

ME fue mostrado que la reforma pro salud es una parte del mensaje del tercer ángel, y está tan íntimamente conectado con éste como el brazo y la mano con el cuerpo humano. Vi que nosotros como pueblo debemos hacer un movimiento de avance en esta gran obra. Los ministros y el pueblo deben obrar de concierto. El pueblo de Dios no está preparado para el fuerte pregón del tercer ángel. Tienen una obra que hacer por ellos mismos, la cual no deberían dejar que Dios la hiciera por ellos. Él les ha dejado esta obra. Es una labor individual; una que no puede ser hecha por otro.

53. Los principios de salud no deben en ninguna manera ser independientes u ocupar el lugar del mensaje final de Dios.

Consejos sobre el Régimen Alimenticio, pág. 88.

LA proclamación del mensaje del tercer ángel, los mandamientos de Dios y el testimonio de Jesús, es la responsabilidad de nuestra obra. El mensaje ha de ser proclamado con un fuerte clamor, y debe ir a todo el mundo. La presentación de los principios de la salud debe estar unida con este mensaje, pero de ningún modo debe ser independiente de éste, o de alguna manera tomar su lugar.

54. La reforma pro salud ha de tener una influencia prominente y restauradora en el mensaje final de Dios.

Consejos sobre el Régimen Alimenticio, pág. 89.

LA reforma pro salud ha de sobresalir en una forma más prominente en la proclamación del mensaje del tercer ángel. Los principios de la reforma pro salud se hallan en la

Palabra de Dios. El evangelio de la salud debe vincularse firmemente con el ministerio de la palabra. Es el deseo del Señor que la influencia restauradora de la reforma pro salud sea una parte del gran esfuerzo final para proclamar el mensaje evangélico.

55. Tendríamos una influencia mucho mayor de la que tenemos si practicáramos y predicáramos la reforma pro salud con mucho más interés.

Counsels on Temperance and Bible Hygiene, págs. 121–122.

SI la iglesia manifestara mucho más interés en las reformas mediante las cuales Dios mismo está tratando de prepararles para su venida, su influencia tendría más alcance de la que tiene ahora. Dios ha hablado a su pueblo, y él desea que ellos escuchen y obedezcan su voz. Aunque la reforma pro salud no es el mensaje del tercer ángel, está íntimamente conectada con éste. Aquellos que proclaman el mensaje deberían también enseñar la reforma pro salud. Este es un tema que debemos comprender, a fin de estar preparados para los acontecimientos que se avecinan sobre nosotros, y éste debería ocupar un lugar prominente.

56. El propósito de Dios para la reforma pro salud es aliviar el sufrimiento humano, así como purificar a su pueblo.

Servicio Cristiano, pág. 169.

LA obra de la reforma pro salud es el medio divino para aminorar el sufrimiento de nuestro mundo y para purificar a su iglesia.

57. La verdadera santificación incluye una sincera atención hacia todos los mandamientos de Dios.

Review and Herald, tomo 2, pág. 80.

LA verdadera santificación se revelará a través de una atención concienzuda hacia todos los mandamientos de Dios y un cuidadoso uso de cada talento, mediante una vida recatada, revelando en cada acto la mansedumbre de Cristo.

58. La verdadera experiencia cristiana pone el alma y el cuerpo en armonía con Dios como un templo adecuado para el Espíritu Santo,

Comentario Bíblico Adventista del Séptimo Día, tomo 7, pág. 921.

LA santificación, ¿cuántos entienden su significado pleno? La mente está nublada por la malaria sensual. Los pensamientos necesitan purificación. ¡Qué no podrían haber sido los hombres y las mujeres si hubieran comprendido que la manera en que se trata el cuerpo es de vital importancia para el vigor y la pureza de la mente y del corazón!

El verdadero cristiano participa de experiencias que producen santificación. Queda sin una mancha de culpa en la conciencia, sin una mancha de corrupción en el alma . . . La voluntad de Dios se ha convertido en su voluntad: pura, elevada, refinada y santificada. Su rostro revela la luz del cielo. Su cuerpo es un templo adecuado para el Espíritu Santo. La santidad adorna su carácter. Dios puede tener comunión con él, pues el alma y el cuerpo están en armonía con Dios.

Los Verdaderos Remedios

Los Verdaderos Remedios—los ocho remedios naturales—constituyen los principios divinos para la vida saludable que governarán el bienestar de los redimidos a través de todas las edades. Su adopción en el tiempo presente, provee un anticipo de la vida futura.

59. *El Ministerio de Curación*, pág. 89.

EL AIRE PURO, EL SOL, LA ABSTINENCIA, EL DESCANSO, EL EJERCICIO, UN RÉGIMEN ALIMENTICIO CONVENIENTE, EL AGUA y LA CONFIANZA EN EL PODER DIVINO son **LOS VERDADEROS REMEDIOS**.

60. *Medical Ministry*, pág. 230.

COMETERÍA una imprudencia al entrar en una habitación fría cuando estoy sudando; demostraría ser un mayordomo insensato si me coloco frente a una corriente de aire exponiéndome a coger un resfriado. Actuaría en forma negligente si me sentase con las extremidades frías, y de esa manera empujara hacia el cerebro o los órganos internos la sangre acumulada en ellas. Debería siempre proteger mis pies cuando el clima es húmedo. Debería comer regularmente la comida más saludable, la cual producirá la mejor calidad de sangre, y no debería trabajar intemperantemente si está en mi poder evitarlo. Y cuando violo las leyes que Dios ha establecido en mi organismo, debo arrepentirme, reformarme, y colocarme en la condición más favorable bajo el cuidado de los doctores que Dios ha provisto—EL AIRE PURO, EL AGUA PURA, y la preciosa y curativa LUZ SOLAR.

61. Ibid., pág. 225.

LOS enfermos deberían ser educados para confiar en las grandes bendiciones de los remedios que Dios ha provisto en la naturaleza; y los remedios más efectivos para combatir la enfermedad son: EL AGUA PURA, la bendita LUZ SOLAR dada por Dios, penetrando en las habitaciones de los inválidos, la vida al aire libre con tanta frecuencia como sea posible, practicando EJERCICIO saludable, consumiendo ALIMENTOS que hayan sido preparados de la manera más sana.

Los Verdaderos Remedios—I
El Aire Puro

62. El aire estimula todo el cuerpo, fortaleciéndolo para resistir la enfermedad.

Testimonies, tomo 1, pág. 701.

EL aire es la bendición gratuita del cielo, calculado para electrizar todo el sistema. Sin éste el sistema se llenaría de enfermedad, se aletargaría y se volvería lánguido y débil.

63. El aire puro y fresco tiene un efecto beneficioso sobre los nervios, la sangre, la mente, el apetito, la digestión y sobre el sueño.

Testimonies, tomo 1, pág. 702.

EL aire, el aire, la preciosa bendición del cielo que todos pueden disfrutar, os beneficiará con su influencia vigorizante si no rehusáis recibirla. Dadle la bienvenida, cultivad el amor hacia él, y probará ser un maravilloso calmante de los nervios. El aire debe estar en constante circulación para que mantenga su pureza. La influencia del aire puro y fresco promueve una circulación saludable de la sangre a través del sistema. Éste refresca el cuerpo y tiende a fortalecerlo, mientras que al mismo tiempo su efecto beneficioso se refleja sobre la mente, impartiéndole cierto nivel de calma y serenidad. Despierta el apetito, efectúa la digestión de la comida en una forma más perfecta e induce a un sueño profundo y reparador.

64. La buena sangre —purificada y vigorizada por el aire fresco—es esencial para la buena salud.

El Ministerio de Curación, pág. 206.

PARA tener buena salud, debemos tener buena sangre, pues la sangre es la corriente de la vida. Repara los desgastes y nutre el cuerpo. Provista de los elementos convenientes y purificada y vitalizada por el contacto con el aire puro, da vida vigor y vigor a todas partes del organismo. Cuanto más perfecta sea la circulación, mejor cumplida quedará aquella función.

65. La buena sangre depende de la inhalación profunda de aire puro.

El Ministerio de Curación, pág. 206–207.

PARA tener buena sangre, debemos respirar bien. Las inspiraciones hondas y completas de aire puro, que llenan los pulmones de oxígeno, purifican la sangre, le dan brillante coloración, y la impulsan, como corriente de vida, por todas partes del cuerpo. La buena respiración calma los nervios, estimula el apetito, hace más perfecta la digestión, y produce sueño sano y reparador.

66. La postura correcta es esencial para una respiración adecuada y debe insistirse en ella.

La Educación, pág. 194.

ENTRE las primeras cosas que se debería tratar de lograr, figura la postura correcta, tanto cuando se está sentado como de pie. Dios hizo al hombre erguido y desea que posea no sólo beneficio físico, sino mental y moral; la gracia, la dignidad, el aplomo, el valor y la confianza en sí mismo que tiende a producir un porte erguido. Enseñe esto el maestro por precepto y por ejemplo. Muéstrese en qué consiste una postura erguida e insístase en que se mantenga.

67. La respiración adecuada y el uso correcto de la voz siguen en importancia a la postura correcta y al buen uso de los órganos respiratorios.

La Educación, págs. 194–195.

SIGUEN en importancia a la postura correcta la respiración y la cultura vocal. Es más probable que respire correctamente aquel que se mantiene erguido cuando está sentado o de pie. Pero el maestro debería inculcar en los alumnos la importancia de la respiración profunda. Muéstrese cómo la acción sana de los órganos respiratorios, que ayuda a la circulación de la sangre, vigoriza todo el organismo, excita el apetito, promueve la digestión, produce un sueño sano y dulce y de ese modo no sólo hace descansar el cuerpo, sino que calma y suaviza la mente. Al mismo tiempo que se muestra la importancia de la respiración profunda, debería insistirse en que se la practique. Háganse ejercicios que la provoquen y al mismo tiempo trátese de formar el hábito.

68. El uso de los músculos abdominales es esencial para la respiración apropiada y para el buen uso de la voz.

La Educación, pág. 195.

LA cultura de la voz tiene una parte importante en la cultura física, puesto que tiende a dilatar y fortalecer los pulmones, y así aleja la enfermedad. Para conseguir una fonación correcta tanto en la lectura como en la conversación, cuídese de que los músculos abdominales tengan libertad de movimiento al respirar y los órganos respiratorios no estén oprimidos. La tensión debería recaer sobre los músculos del abdomen más bien que sobre los de la garganta. De ese modo se evitará un gran cansancio y una grave enfermedad de la garganta. Debe darse cuidadosa atención al logro de una articulación distinta, tonos suaves y bien modulados y una pronunciación no muy rápida. Esto no sólo estimulará la salud sino que contribuirá en gran medida a que sea más agradable y eficaz el trabajo del estudiante.

69. La ropa apretada interfiere con la respiración, la digestión y la circulación, disminuyendo de esa manera las facultades físicas y mentales.

La Educación, pág. 195.

LA enseñanza de estas cosas provee una áurea oportunidad para mostrar lo necio y malo que es el usar corsés que opriman la cintura y cualquier otra costumbre que restrinja la acción vital. Las modas malsanas de vestir dan por resultado una serie casi interminable de enfermedades, y debería darse cuidadosa instrucción con respecto a este asunto. Haced comprender a los alumnos el peligro de permitir que la ropa cuelgue de las caderas u oprima cualquier órgano del cuerpo. Se deberían llevar vestidos que permitan respirar libremente y levantar sin dificultad los brazos por encima de la cabeza. La opresión de los pulmones no sólo impide su desarrollo, sino que estorba el proceso de la digestión y de la circulación, debilitando así todo el cuerpo. Todas estas prácticas menoscaban la fuerza física y mental, y estorban el progreso del alumno, privándolo a menudo del éxito.

70. La mala postura y la ropa ceñida crean el hábito de una respiración superficial, la cual es la causa fundamental de muchos problemas de salud.

El Ministerio de Curación, pág. 207.

HAY que conceder a los pulmones la mayor libertad posible. Su capacidad se desarrolla mediante el libre funcionamiento; pero disminuye si se los tiene apretados y comprimidos. De ahí los malos efectos de la costumbre tan común, principalmente en las ocupaciones sedentarias, de encorvarse al trabajar. En esta posición es imposible respirar hondamente. La respiración superficial se vuelve pronto un hábito, y los pulmones pierden la facultad de dilatarse. Se produce un efecto semejante al apretarse el corsé. No se da entonces espacio suficiente a la parte inferior del pecho; los músculos abdominales, destinados a ayudar a la respiración, no tienen libre juego, y se limita la acción de los pulmones.

Así se recibe una cantidad insuficiente de oxígeno. La sangre se mueve perezosamente. Los productos tóxicos del desgaste, que deberían ser eliminados por la espiración, quedan dentro del cuerpo y corrompen la sangre. No sólo los pulmones, sino el estómago, el hígado y el cerebro, quedan afectados. La piel se pone cetrina, la digestión se retarda, se deprime el corazón, se anubla el cerebro, los pensamientos se vuelven confusos, se entenebrece el espíritu, el organismo entero queda deprimido e inactivo y particularmente expuesto a la enfermedad.

71. La ropa no debe obstruir ni la circulación ni la respiración.

El Ministerio de Curación, pág. 225.

CADA prenda de indumentaria debe sentar holgadamente, sin entorpecer la circulación de la sangre ni la respiración libre, completa y natural. Todas las prendas han de estar lo bastante holgadas para que al levantar los brazos se levante también la ropa.

72. Las habitaciones mal ventiladas son otra causa de las muchas enfermedades resultantes de una respiración inadecuada.

Testimonies, tomo 1, pág. 702.

LOS efectos producidos por vivir en habitaciones cerradas y mal ventiladas son los siguientes: El sistema se torna débil y enfermizo, la circulación es restringida, la sangre se mueve perezosamente a través del sistema porque no está purificada ni estimulada por el vigorizante aire proveniente del cielo. La mente se deprime y se vuelve melancólica, mientras que todo el sistema se debilita; y está expuesto a la fiebre y a otras enfermedades agudas. Vuestra decisión de manteneros cuidadosamente alejados del aire libre y vuestro miedo a una buena ventilación os obliga a respirar el aire corrompido e insalubre que exhalan los pulmones de aquellos que se encuentran en esas habitaciones, el cual es venenoso e incapaz de sostener la vida. El cuerpo se desgasta, la piel se vuelve cetrina, se retarda la digestión y el sistema experimenta una mayor sensibilidad al frío. La más leve exposición a éste produce serias enfermedades. Debéis tener la precaución de no sentaros frente a una corriente de aire o en una habitación fría cuando estáis cansados o sudados. Debéis acostumbraros al aire de tal manera que no tengáis la necesidad de subir la temperatura más alta de 65 grados.

73. El aire viciado de las ciudades es muy dañino.

Joyas de los Testimonios, tomo 3, págs. 113–114.

HASTA la atmósfera de las ciudades está corrompida . . . Desde el punto de vista de la salud, el humo y el polvo de las ciudades son muy contraproducentes.

74. Las ciudades con su aire lleno de impurezas y su ambiente generalmente insalubre son especialmente desagradables para los enfermos.

El Ministerio de Curación, pág. 202.

EL ruido, la agitación, la confusión de las ciudades, su vida reprimida y artificial, cansan y agotan a los enfermos. El aire cargado de humo y de polvo, viciado por gases deletéreos y saturado de gérmenes morbosos, es un peligro para la vida. Los enfermos, los más de ellos encerrados entre cuatro paredes, se sienten casi presos en sus aposentos. A sus miradas no se ofrecen más que casas, calles y muchedumbres presurosas, y tal vez ni siquiera una vislumbre del cielo azul, ni un rayo de sol, ni hierba, ni flor, ni árbol. Así encerrados, cavilan en sus padecimientos y aflicciones, y llegan a ser presa de sus tristes pensamientos.

75. El aire viciado de las ciudades es uno de los muchos peligros para la salud.

El Ministerio de Curación, pág. 282.

EL ambiente físico de las ciudades es muchas veces un peligro para la salud. La exposición constante al contagio, el aire viciado, el agua impura, el alimento adulterado, las viviendas obscuras, malsanas, y atestadas de seres humanos, son algunos de los muchos males con que se tropieza a cada paso.

76. Las viviendas necesitan una continua circulación de aire purificado por la luz solar y libre de la contaminación de la vegetación en estado de descomposición.

Consejos sobre la Salud, pág. 58.

LOS árboles y arbustos que crecen en profusión muy cerca de la casa son perjudiciales para la salud, porque obstruyen la libre circulación del aire y no permiten la entrada de los rayos del sol. Como consecuencia, la casa se vuelve húmeda. Durante las estaciones lluviosas, en especial, los cuartos de dormir se mantienen húmedos. Y las personas que los ocupan llegan a enfermarse de reumatismo, neuralgias y molestias pulmonares que generalmente terminan en afecciones más serias. En general los árboles frondosos hechan muchas hojas que, si no se limpian inmediatamente, se descomponen y corrompen el ambiente. Un patio adornado de árboles y arbustos a prudente distancia de la casa ejerce una influencia alegre y saludable sobre toda la familia, si se los mantiene bien cuidados. En la medida de lo posible, se deben construir las casas en terrenos secos y elevados. Si se construye una casa donde el agua tiende a empozarse por un tiempo, y luego se seca, se producen miasmas venenosas, que con el tiempo ocasionan fiebres, dolor de garganta, enfermedades pulmonares y otros malestares.

77. Una salud precaria puede ser el resultado de viviendas con un sistema de desagüe inadecuado.

El Ministerio de Curación, pág. 208.

EN cuanto sea posible, todo edificio destinado a servir de habitación humana debe construirse en paraje elevado y de fácil desagüe. Esto asegurará un solar seco, y evitará el peligro de las enfermedades debidas a la humedad y los miasmas. A este asunto se le suele dar muy poca atención. Con frecuencia la humedad y el aire viciado de los solares bajos y encharcados ocasionan quebrantos de salud, enfermedades graves y defunciones.

78. No debería permitirse que hubiera ninguna materia en descomposición alrededor o dentro del hogar.

El Ministerio de Curación, pág. 210.

CUALQUIER forma de desaseo fomenta la enfermedad. Los gérmenes mortíferos abundan en los rincones obscuros y descuidados, en los desechos pútridos, en la humedad y el moho. No se toleren cerca de la casa los desperdicios de verduras ni los montones de hojas caídas que se pudren y vician el aire. No debe haber tampoco dentro de la casa cosas sucias o descompuestas. En ciudades consideradas completamente sanas, más de una epidemia de fiebre se debió a substancias pútridas toleradas alrededor de la casa de algún propietario negligente.

79. La somnolencia y la pesadez en la iglesia o en la escuela pueden ser el resultado de una ventilación inadecuada.

El Ministerio de Curación, pág. 208.

EN la construcción de edificios de utilidad pública o en los destinados a viviendas, urge asegurar buena ventilación y mucho sol. Las iglesias y las escuelas adolecen muchas veces de deficiencia en este respecto. A la falta de ventilación se debe una gran parte de la somnolencia que contrarrestan el efecto de muchos sermones y hacen enojosa e ineficaz la tarea del maestro.

80. Cada habitación de la casa, especialmente los dormitorios, deberían tener una libre circulación de aire y bastante sol.

El Ministerio de Curación, pág. 208.

EN la construcción de casas es de gran importancia asegurar completa ventilación y mucho sol. Haya circulación de aire y mucha luz en cada pieza de la casa. Los dormitorios deben estar dispuestos de tal modo que el aire circule por ellos día y noche. Ningún cuarto es adecuado para servir como dormitorio a menos que pueda abrirse de par en par cada día para dar acceso al aire y la luz del sol. En muchos países los dormitorios necesitan calefacción, de modo que puedan quedar calientes y secos en tiempo frío y húmedo.

81. Las mejores condiciones para las plantas son también las más saludables para nosotros.

El Ministerio de Curación, pág. 209.

AL construir la casa, muchos cuidan de disponer sitio para plantas y flores. El invernáculo o el lugar que se les dedica está abrigado y asoleado, pues sin calor, aire y sol, las plantas no pueden vivir. Si estas condiciones son necesarias para la vida de las plantas, ¡cuánto más lo serán para nuestra salud y para la de nuestras familias y huéspedes!

82. El aire en habitaciones mal ventiladas contiene una gran cantidad de desechos del cuerpo, los cuales debilitan todo el sistema cuando se los respira.

El Ministerio de Curación, págs. 207–208.

LOS pulmones eliminan continuamente impurezas, y necesitan una provisión constante de aire puro. El aire impuro no proporciona la cantidad necesaria de oxígeno, y entonces la sangre pasa por el cerebro y demás órganos sin haber sido vivificada. De ahí que resulte indispensable una ventilación completa. Vivir en aposentos cerrados y mal ventilados, donde el aire está viciado, debilita el organismo entero, que se vuelve muy sensible al frío y enferma a la menor exposición al aire.

La reclusión en las habitaciones es lo que torna pálidas y débiles a muchas mujeres. Respiran y vuelven a respirar el mismo aire viciado, hasta recargarlo de materias tóxicas expelidas por los pulmones y los poros, y las impurezas regresan así a la sangre.

83. El aire en habitaciones que no tienen una ventilación adecuada ni luz solar, es malsano.

Consejos sobre la Salud, pág. 57.

LOS cuartos que no se exponen a la luz y al aire, se humedecen. Las camas y las sábanas se humedecen también, y se contamina la atmósfera, porque no ha sido purificada por la luz ni el aire.

84. Las ventanas de los dormitorios deberían abrirse por varias horas todos los días para que penetren en ellos el aire y el sol.

Consejos sobre la Salud, pág. 57.

LAS alcobas, especialmente, se deben ventilar y mantener su ambiente saludable por medio de la luz y el aire. Deben levantarse las persianas durante varias horas cada día, y correrse las cortinas, y todas las piezas mantenerse cuidadosamente ventiladas. No se debe permitir que nada destruya la pureza de la atmósfera.

85. Los dormitorios necesitan una libre circulación de oxígeno de día y de noche, durante el verano y el invierno.

Consejos sobre la Salud, pág. 57.

LAS alcobas deben se amplias y arregladas de tal manera que el aire circule libremente por ellas día y noche. Los que han excluido el aire puro de sus dormitorios deben cambiar inmediatamente su curso de acción. Deben permitir que aumente gradualmente la circulación del aire en sus casas hasta que se habitúen a ella tanto en el invierno como en verano, sin que corran el riesgo de resfriarse. Para que los pulmones se mantengan saludables, hay que respirar aire puro.

86. El aire puro en los dormitorios provee un sueño reparador durante la noche y sirve para remover las impurezas a que se ha expuesto la ropa de cama durante el día.

Consejos sobre la Salud, pág. 57.

LOS que no tienen una amplia circulación de aire en sus cuartos durante la noche, por lo general se levantan agotados y afiebrados, sin saber por qué. Era el aire, el aire vital, lo que su sistema reclamaba, sin poderlo obtener. Cuando una persona se levanta por la mañana, se beneficiaría mucho si tomara un baño de esponja, o tal vez una ducha de agua fresca. Este baño eliminaría las impurezas de la piel. Luego debieran quitarse una a una las frazadas y las sábanas y ser expuestas al aire libre. Se deben abrir las ventanas, levantarse las cortinas, y permitir que el aire puro circule libremente por varias horas, o tal vez durante todo el día, por todos los cuartos de dormir. De esta manera la cama y su ropa se mantendrán aireadas y se eliminarán las impurezas del cuarto.

87. Los dormitorios que no son expuestos libremente al aire y a la luz solar son un peligro para la salud.

Consejos sobre la Salud, págs. 56–57.

ALGUNAS casas están llenas de mobiliarios costosos, que sirven más para gratificar el orgullo y recibir visitas que para la comodidad, la conveniencia y la salud de la familia. Los mejores cuartos se mantienen oscuros. No se permite la entrada de la luz del sol ni el aire puro por temor a que dañen el costoso mobiliario, o destiñan las alfombras, o arruinen los marcos de los cuadros. Así corren el peligro de enfermarse a causa de la atmósfera encerrada que los rodea. Las salas y los dormitorios se mantienen cerrados por razones similares y los que se acuestan en esas camas que no se han expuesto a la luz ni al aire, corren el riesgo de menoscabar su salud y ponen en peligro su misma vida.

88. Las habitaciones abiertas al aire fresco del exterior, también necesitan una fuente de calor para prevenir la acumulación de humedad.

Consejos sobre la Salud, pág. 208.

EL cuarto de huéspedes debe recibir tanta atención como las demás piezas dispuestas para el uso constante. Como los demás dormitorios, debe tener aire y sol, y medios de calefacción para secar la humedad de que adolece todo cuarto que no está en uso constante. El que duerme en un cuarto sin sol, o que ocupa una cama que no esté bien seca y aireada, arriesga su salud y acaso su vida.

89. Los ancianos especialmente necesitan mantener su vigor mediante una abundante exposición a la luz solar y al aire puro.

Consejos sobre la Salud, pág. 209.

QUIENES hayan de cuidar ancianos deben recordar que éstos, más que nadie, necesitan cuartos abrigados y cómodos. Con los años, el vigor declina y mengua la fuerza vital con que resistir a las influencias malsanas. De ahí que sea tan necesario proporcionar a las personas de edad mucha luz y mucho aire puro.

90. Para el enfermo, el aire puro es más importante que el alimento; pero no deben ser expuestos a las corrientes de aire.

Consejos sobre la Salud, pág. 54.

NUNCA se debería privar a los enfermos de una amplia cantidad de aire fresco cuando el clima es agradable. Tal vez sus cuartos no estén construidos de tal manera que las puertas y las ventanas abiertas no ocasionen una corriente directa sobre ellos, exponiéndolos así a contraer un resfrío. En tales casos se deberían abrir las puertas y las ventanas de algún cuarto adyacente y permitir así que el aire fresco entre en la habitación ocupada por el enfermo. Para los enfermos, el aire puro resultará de mayor beneficio que los medicamentos, y es mucho más esencial para ellos que la misma comida. Si en lugar de privarlos de aire puro se les redujera la comida, lo pasarían mejor y se recuperarían más pronto.

91. Para evitar las corrientes directas, el enfermo, si fuere necesario, debería ser movido temporalmente a otra habitación mientras la cama y su ropa son expuestas al aire.

Consejos sobre la Salud, pág. 57.

SI es posible, se debe mantener una corriente de aire puro en el cuarto del enfermo día y noche. Pero esta corriente no debe llegarle directamente. Cuando hay una fiebre alta casi no hay peligro de que se resfríe el paciente. Sin embargo, se debe ser extremadamente cuidadoso cuando la enfermedad llega a su punto crucial y la fiebre comienza a bajar. Entonces se hace necesaria una vigilancia constante para mantener la vitalidad del cuerpo. El enfermo debe respirar aire puro y vigorizador. Si no se le puede proveer donde está, es menester cambiarlo de cuarto y de cama, mientras su cuarto y su cama se purifican por medio de la ventilación. Si para mantenerse bien los que están sanos necesitan las bendiciones de la luz del sol, el aire puro, y los hábitos de limpieza, las necesidades del enfermo son todavía mayores y proporcionales a su condición debilitada.

92. Muchos inválidos no logran apreciar el valor del sol y el aire puro.

Consejos sobre la Salud, pág. 55.

MUCHOS inválidos han sido confinados durante semanas y aun meses en habitaciones cerradas, sin poder gozar de la luz del sol ni del aire puro y vigorizador del cielo, como si éste fuera un enemigo mortal, cuando estos elementos eran justamente la medicina que necesitaban para mejorar . . . Estos remedios valiosos que el cielo ha provisto sin dinero y sin precio, fueron descartados y se los consideró no solamente como inservibles, sino como peligrosos enemigos, en tanto que se aceptaron ciertamente los venenos prescritos por los médicos.

93. Miles han perecido y otros miles han permanecido en invalidez por no usar los beneficios del aire puro y de los otros remedios naturales.

Consejos sobre la Salud, pág. 55.

HAN muerto miles de personas que podrían haber mejorado, por falta de agua pura y aire puro. Y miles de inválidos, que son una carga para los demás, piensan que sus vidas dependen de las medicinas que les recetan los doctores. Se cuidan constantemente del aire fresco y hasta evitan el uso del agua. Sin embargo, necesitan de estas bendiciones para recuperarse. Si comprendieran que deben dejar los medicamentos de lado, y acostumbrarse a hacer ejercicios al aire libre y mantener sus casas ventiladas tanto en verano como en invierno, y si usaran agua pura para beber y bañarse, podrían mantenerse comparativamente sanos y felices en lugar de arrastrar una existencia miserable.

94. Si no se le da la bienvenida al aire en el dormitorio del enfermo, los que le cuidan deberían suplir sus necesidades haciendo ejercicio al aire libre.

Consejos sobre la Salud, págs. 55–56.

LAS enfermeras y sus ayudantes deben cuidar su propia salud, especialmente cuando atienden casos críticos de fiebres y enfermedades contagiosas. Nunca se debe obligar a una sola persona a pasar todo el tiempo en el cuarto del enfermo. Es mejor que dos o tres lo atiendan, pero que sean enfermeras cuidadosas y diligentes que se turnen en la atención del enfermo. Cada enfermero o asistente médico debe mantenerse sano y hacer ejercicio al aire libro lo más que pueda. Esto es muy importante para los que cuidan enfermos, especialmente cuando los familiares y amigos del paciente creen erradamente que es nocivo que el aire entre al cuarto, y por eso se niegan a permitir que se abran las puertas y ventanas. En casos tales se obliga tanto al paciente como a los enfermos a mantenerse respirando todo el día un aire contaminado, debido a la ignorancia inexcusable de los amigos del paciente.

95. Muchos asistentes corren el riesgo de enfermarse a causa de su propia ignorancia acerca de la importancia del aire puro en la habitación del enfermo.

Consejos sobre la Salud, pág. 56.

MUY a menudo las personas que cuidan a los enfermos ignoran las necesidades del sistema y la importancia que el aire libre desempeña en el mantenimiento de la salud; además, desconocen el daño que produce inhalar el aire impuro del cuarto del paciente. En tales casos se pone en peligro la vida del paciente y los que lo cuidan también están propensos a enfermarse y perder la salud y tal vez la vida.

96. Cristo puede presentársele mejor a los enfermos mientras éstos se encuentran al aire libre.

El Ministerio de Curación, págs. 204–205.

AL aire libre, entre las obras de Dios y respirando el aire fresco y tónico, será más fácil hablar a los enfermos acerca de la vida nueva en Cristo. Allí se les puede leer la Palabra de Dios. Allí puede la luz de la justicia de Cristo brillar en corazones entenebrecidos por el pecado.

97. La fragancia de ciertos árboles, especialmente en asociación con el aire libre del campo, restaura la salud.

El Ministerio de Curación, págs. 202–203.

LOS médicos y los enfermeros deben animar a sus pacientes a pasar mucho tiempo al aire libre, que es el único remedio que necesitan muchos enfermos. Tiene un poder admirable para curar las enfermedades causadas por la agitación y los excesos de la vida moderna, que debilita y aniquila las fuerzas del cuerpo, la mente y el alma.

Para los enfermos cansados de la vida en la ciudad, del deslumbramiento de tantas luces y del ruido de las calles, ¡cuán grata será la calma y la libertad del campo! ¡Con cuánto anhelo contemplarían las escenas de la naturaleza! ¡Qué placer les daría sentarse al aire libre, gozar del sol y respirar la fragancia de árboles y flores! Hay propiedades vivificantes en el bálsamo del pino, en la fragancia del cedro y del abeto, y otros árboles tienen también propiedades que restauran la salud.

98. El susurro de las brisas ayudan a la naturaleza en la recuperación de los inválidos crónicos.

El Ministerio de Curación, pág. 203.

PARA los enfermos crónicos nada hay tan eficaz para devolver la salud y la felicidad como vivir entre las bellezas del campo. Allí los más inválidos pueden sentarse o acostarse al sol o a la sombra de los árboles. Con sólo alzar los ojos ven el hermoso follaje. Una dulce sensación de quietud y de refrigerio se apodera de ellos al oír el susurro de las brisas. El espíritu desfalleciente revive. La fuerza ya menguada se restaura. Inconscientemente el ánimo se apacigua, el pulso febril vuelve a su condición normal. Conforme se van fortaleciendo, los enfermos se arriesgan a dar unos pasos para arrancar algunas de las bellas flores, preciosas mensajeras del amor de Dios para con su afligida familia terrenal.

99. El tiempo prescrito al aire libre, especialmente si se emplea en la jardinería, es beneficioso para los enfermos.

El Ministerio de Curación, págs. 203–204.

EL ejercicio al aire libre debería recetarse como necesidad vivificante; y para semejante ejercicio no hay nada mejor que el cultivo del suelo. Déseles a los pacientes unos cuadros de flores que cuidar, o algún trabajo que hacer en el vergel o en la huerta. Al ser alentados a dejar sus habitaciones y pasar una parte de su tiempo al aire libre, cultivando flores o haciendo algún trabajo liviano y agradable, dejarán de pensar en sí mismos y en sus dolencias.

100. A los enfermos que son capaces de trabajar se les debería proveer de una labor y también enseñárseles cómo respirar.

El Ministerio de Curación, pág. 203.

HAY que idear planes para mantener a los enfermos al aire libre. A los que pueden trabajar, proporcióneseles alguna ocupación fácil y agradable. Muéstreseles cuán placentero y útil es el trabajo hecho de puertas afuera.

Anímeseles a respirar el aire fresco. Enséñeseles a respirar hondamente y ejercitar los músculos abdominales para respirar y al hablar. Esta educación es de valor incalculable.

101. Las instituciones de salud serán mucho más exitosas cuando estén localizadas en el campo entre el aire puro y los otros médicos de la naturaleza.

El Ministerio de Curación, pág. 202.

LAS instituciones para el cuidado de los enfermos tendrían mucho mayor éxito si pudieran establecerse fuera de las ciudades. En cuanto sea posible, todos los que quieren recuperar la salud deben ir al campo a gozar de la vida al aire libre. La naturaleza es el médico de Dios. El aire puro, la alegre luz del sol, las flores y los árboles, los huertos y los viñedos, el ejercicio al aire libre, en medio de estas bellezas, favorecen la salud y la vida.

Los Verdaderos Remedios—II
La Luz Solar

Véase El Aire Puro, párrafos números 15, 17–20, 22, 23, 26–28, 30–31.

102. La luz del sol es una parte integral del funcionamiento y la belleza de este planeta.

Testimonies, tomo 5, pág. 312.

CUÁN maravillosamente, con cuánta hermosura ha sido diseñado todo en la naturaleza. Por doquiera vemos la perfecta obra del Artista Maestro. Los cielos cuentan su gloria; y la tierra, que ha sido formada para la felicidad del hombre, nos habla de su amor incomparable. Su superficie no es una planicie monótona, sino que antiguas y grandiosas montañas se elevan para proporcionar variedad al paisaje. Hay arroyos brillantes y valles fértiles, hermosos lagos, amplios ríos, y el ilimitado océano. Dios envía el rocío y la lluvia para refrescar la tierra sedienta. Las brisas, que promueven la salud al purificar y refrescar la atmósfera, están controladas por su sabiduría. Él ha colocado el sol en los cielos para marcar los períodos del día y la noche, y por medio de sus rayos vivificantes, éste da luz y calor a la tierra, haciendo que crezca la vegetación.

103. Dios desea que sus hijos vivan en armonía con los ciclos nocturnos y diurnos que él ha establecido.

El Evangelismo, págs. 472–473.

HAY gente . . . que se opone tenazmente al orden y la disciplina . . . Se quedan en cama durante algunas horas de la mañana, cuando todos debieran estar en actividad. Queman el aceite de la medianoche y dependen de luz artificial para que ocupe el lugar de la luz que la naturaleza ha provisto en horas oportunas . . . Así es como duermen profundamente cuando debieran estar despiertos con la naturaleza y las avecillas que se levantan temprano. Así se interrumpen los preciosos hábitos de orden, y los momentos perdidos en la mañana temprano alteran el ritmo de las cosas durante todo el día.

Nuestro Dios es un Dios de orden y él desea que sus hijos estén dispuestos a ubicarse dentro del orden y bajo su disciplina. ¿No sería mejor, por lo tanto, romper este hábito de convertir la noche en día y las frescas horas de la mañana en noche?

104. Irse a la cama temprano y levantarse temprano es esencial para la vida cristiana saludable.

Sons and Daughters of God, pág. 171.

SI los jóvenes y las señoritas han de crecer hasta alcanzar la plena estatura de Jesucristo, deben tratarse a sí mismos inteligentemente . . . Los hábitos malsanos de todo tipo, las horas tardías por la noche, el levantarse tarde en la mañana, el comer aprisa —han de ser vencidos. Masticad bien vuestra comida. No ha de comerse aprisa. Tened vuestra habitación bien ventilada de día y de noche, y ejercitad una labor física útil . . . Usando vuestras facultades hasta su grado máximo en la labor más útil, manteniendo cada órgano saludable, preservando cada órgano de tal manera que la mente, los tendones y los músculos puedan trabajar armoniosamente, podemos rendirle el servicio más precioso a Dios.

105. Disfrutar del aire libre y la luz del sol, es una necesidad para la salud y la felicidad.

My Life Today, pág. 138.

SOLAMENTE unos pocos se dan cuenta de que para disfrutar de salud y alegría deben recibir una abundancia de luz solar, aire puro y ejercicio físico. Compadecemos a los niñitos que son confinados dentro de la casa cuando el sol está gloriosamente brillando afuera.

Vestid a vuestros niños y niñas cómoda y apropiadamente . . . Entonces dejadles salir a ejercitarse al aire libre y a vivir para disfrutar de salud y felicidad.

La brizna de hierba, pálida y enfermiza que ha luchado para sobrevivir el frío del comienzo de la primavera, adquiere el profundo verdor natural después de disfrutar por algunos días de los saludables y vivificantes rayos del sol. Salid a la luz y al calor del glorioso sol . . . y compartid con la vegetación sus propiedades tonificantes y saludables.

106. El trabajo al aire libre y el sol ayudan a contrarrestar los efectos de una dieta equivocada.

La Temperancia, pág. 140.

LOS que trabajan al aire libre sentirán menos daño del uso de la carne que los que tienen hábitos sedentarios, porque el sol y el aire son una gran ayuda para la digestión, y hacen mucho para contrarrestar los efectos de los hábitos equivocados de comer y beber.

107. Debo obtener toda la luz del sol que sea posible, en armonía con el cuidado prudente de mi cuerpo.

Medical Ministry, pág. 230.

EN relación con lo que podemos hacer por nosotros mismos: Hay un punto que requiere seria y cuidadosa atención. Debo familiarizarme conmigo misma. Y siempre estar aprendiendo cómo cuidar de este edificio, que es el cuerpo que Dios me ha dado, para preservarlo en la mejor condición de salud. Debo comer aquellas cosas que me proporcionarán el mayor beneficio físico, y prestar especial cuidado a mi ropa de manera que pueda obtener una saludable circulación de la sangre. No debo privarme del ejercicio y el aire. Debo recibir toda la luz solar que sea posible obtener. Es mi deber adquirir sabiduría para ser un fiel guardián de mi cuerpo.

108. La luz, que Dios ha llamado buena, no debe ser excluida de nuestros hogares.

My Life Today, pág. 138.

CUANDO Dios hizo nuestro mundo, y las tinieblas estaban sobre la haz del abismo, él dijo: Sea la luz, y fue la luz. Y Dios vio que la luz era buena. ¿Deberíamos cerrar nuestras casas, y excluir de ellas la luz, la cual Dios ha llamado buena?

109. Cada habitación debe estar provista y adornada por la luz solar.

My Life Today, pág. 138.

NO debería considerarse que ninguna habitación en la casa está amueblada y adornada sin la alegre y vivificante luz del sol, la cual es el gratuito regalo del cielo al hombre.

110. La luz del sol en las habitaciones mejorará la salud mental y física de los niños.

Healthful Living, pág. 229.

SI las ventanas estuvieran libres de persianas y cortinas pesadas, y fuera permitido que el aire y el sol entrasen libremente en las habitaciones oscuras, se vería el cambio que traería en la salud física y mental de los niños. El aire puro tendría una influencia vigorizante sobre ellos y el sol, portador de sanidad en sus rayos, los tranquilizaría y los alegraría, haciéndolos felices, gozosos y saludables.

111. Las impurezas que causan enfermedades provenientes del moho y de la humedad pueden ser prevenidas al admitir el sol y el aire fresco.

Healthful Living, pág. 229.

EL aire confinado de habitaciones sin ventilación nos sale al encuentro con los olores del moho y la humedad, y de las impurezas exhaladas por sus habitantes . . . Las emanaciones de las habitaciones y la ropa húmedas y enmohecidas son venenosas para el sistema . . . Si todos apreciaran la luz del sol, y expusieran cada artículo de ropa a la acción purificadora y el poder secador de sus rayos, se prevendrían el moho y los hongos . . . Esa es la única forma como las habitaciones pueden ser preservadas de impurezas . . . cada habitación en nuestras moradas, debería ser abierta diariamente a los saludables rayos del sol y el aire purificante debería ser invitado a entrar. Esto prevendrá la enfermedad.

112. Debemos evitar que los árboles, las enredaderas y las cortinas, impidan la entrada del sol.

El Ministerio de Curación, pág. 209.

SI queremos que nuestras casas sean moradas de salud y dicha, tenemos que situarlas en lugar alto, fuera del alcance de los miasmas y las neblinas de las tierras bajas, y permitir que entren libremente en ellas los agentes vivificantes del cielo. No haya pesadas cortinas, ni enredaderas que, por muy hermosas que sean, hagan sombra a las ventanas; ábranse éstas y sus persianas, y no se deje que crezcan árboles tan cerca de la casa que quiten la luz del sol. El sol podrá ajar cortinas y alfombras y deslucir los marcos de los cuadros; pero en cambio hermoseará con los colores de la salud las mejillas de los niños.

113. Puede que el sol destiña las alfombras, pero le dará color a las mejillas.

Testimonies, tomo 2, pág. 527.

SI habéis de tener hogares hermosos y atractivos, hacedlos brillantes por medio del aire y del sol. Removed vuestras cortinas pesadas, y abrid las ventanas, abrid las persianas, y disfrutad de la rica luz solar, aunque sea a expensas de los colores de vuestras alfombras. La preciosa luz del sol puede que destiña vuestras alfombras, pero le dará un saludable color a las mejillas de vuestros niños. Si tenéis la presencia de Dios, y poseéis corazones fervientes y amorosos, un hogar humilde, alegrado por el aire y el sol, animado con el espíritu de la hospitalidad generosa, éste será para vuestra familia, y para el viajero cansado, un cielo en la tierra.

114. Las bendiciones del sol son un símbolo de las bendiciones que deberían emanar del cristiano hacia aquellos que están a su alrededor.

Nuestra Elevada Vocación, pág. 298.

ES privilegio del cristiano relacionarse con la Fuente de luz, y mediante esta conexión viviente llegar a ser una luz para el mundo. Los verdaderos seguidores de Cristo andarán en la luz como él está en luz, y por lo tanto no viajarán con incertidumbre, tropezando en las tinieblas. El gran Maestro les concede a sus oyentes las bendiciones que ellos deben comunicar al mundo, representadas como el sol que se levanta por el este y que disipa las brumas y las sombras de las tinieblas. La aurora da lugar al día. El sol, dorado primero, luego con un matiz más intenso, y finalmente alumbrando los cielos con su llama de luz es un símbolo de la vida cristiana. Así como la luz del sol es luz, vida y bendición para todos los que viven, así los cristianos, mediante sus buenas obras, su gozo y valor, deberían ser la luz del mundo. Así como la luz del sol disipa las tinieblas de la noche y derrama sus glorias en los valles y las montañas, así los cristianos deben reflejar el Sol de Justicia que brilla sobre ellos.

Los Verdaderos Remedios—III
La Abstinencia

115. Las Escrituras nos aconsejan tomar "un poco de vino" para nuestra salud.

1 Timoteo 5:23.

NO bebas de aquí adelante agua, sino usa de un poco de vino por causa del estómago, y de tus continuas enfermedades.

116. La Biblia no autoriza el uso del vino que contiene alcohol.

Healthful Living, pág. 113.

LA Biblia no enseña en ningún lugar el uso del vino intoxicante, ya sea como una bebida o como un símbolo de la sangre de Cristo.

117. Pablo instruyó a Timoteo a que usara jugo de uvas sin fermentación para su salud.

Spiritual Gifts, tomo 4, pág. 58.

EL licor fermentado confunde los sentidos y pervierte las facultades humanas. Dios es deshonrado cuando los hombres no tienen suficiente respeto propio para practicar una temperancia estricta. El vino fermentado no es un producto natural. El Señor nunca lo hizo, y no tiene nada que ver con su producción. Pablo le aconsejó a Timoteo que tomara un poco de vino a causa de su estómago y frecuentes enfermedades, pero él no quiso decir el vino fermentado de la uva. Él no le aconsejó a Timoteo que tomara lo que el Señor había prohibido.

118. El vino que Cristo produjo milagrosamente en la fiesta de bodas no era fermentado.

Spiritual Gifts, tomo 4, pág. 58.

ALGUNOS que declaran ser cristianos se sienten en libertad de usar la bebida intoxicante, y en este asunto, declaran estar en armonía con Cristo. Pero Cristo no sentó el ejemplo que ellos dicen imitar. Podemos estar seguros de que él no hizo vino intoxicante en ocasión de su primer milagro. Él les dio a aquellos que se hallaban presentes una bebida que es segura para toda la humanidad, el puro jugo de la uva. Cristo nunca se llevó un vaso de vino fermentado a los labios o se lo dio a sus discípulos. La embriaguez era rara en Palestina, pero Cristo miró a través de las edades, y vio en cada generación lo que el uso del vino haría a los que lo consumieran, por lo tanto, en esa ocasión, él sentó un buen ejemplo.

119. Las bebidas fermentadas más ligeras, como el vino y la cidra preparan la base para las bebidas más fuertes, y ellas también pueden producir cambios aún mayores y más perversos en el carácter y en las pasiones.

Healthful Living, pág. 112.

ALGUNOS pueden intoxicarse con vino y sidra tan ciertamente como con bebidas más fuertes, y la peor clase de embriaguez es producida por las llamadas bebidas suaves. Las pasiones son más perversas; la transformación del carácter es más grande, más determinada y obstinada. Unos cuantos vasos de cidra y vino dulce, pueden despertar el deseo por las bebidas fuertes y muchos que se han convertido en borrachos empedernidos, han sentado así la base para el hábito de tomar . . . La moderación en el beber es la escuela donde los hombres están educándose para la carrera de borrachos. Se cultiva el gusto por los estimulantes; se desordena el sistema nervioso; Satanás mantiene la mente en un estado de agitación y la pobre víctima, considerándose perfectamente segura, continúa sin parar, hasta que cada barrera se desploma y se sacrifica cada principio.

120. Un sólo vaso de vino puede significar la caída de un individuo.

Testimonies, tomo 4, pág. 578.

CUANDO ha habido un extravío de la senda correcta, es difícil el regreso. Se han removido las barreras, la protección se ha destruido. Un paso en la dirección equivocada prepara el camino para la siguiente. Un sólo vaso de vino puede abrir la puerta a la tentación que puede conducir al hábito de la embriaguez.

121. La abstinencia total es la única plataforma sobre la cual debemos mantenernos.

Testimonies, tomo 7, pág. 75.

CUANDO la temperancia es presentada como parte del evangelio, muchos verán su necesidad de una reforma. Verán la malignidad que hay en los licores intoxicantes y se darán cuenta de que la abstinencia total es la única plataforma sobre la cual el pueblo de Dios puede concienzudamente establecerse.

122. La verdadera temperancia envuelve el uso apropiado aún de aquello que es saludable.

Patriarcas y Profetas, pág. 605.

LA verdadera temperancia nos enseña a abstenernos por completo de todo lo perjudicial, y a usar cuerdamente lo que es saludable.

123. La práctica dañina de los deseos normales, es intemperancia, y ésta es la causa principal de la enfermedad.

La Temperancia, pág. 121.

LA intemperancia, en el verdadero sentido de la palabra, está en la base de la mayor parte de las enfermedades de la vida, y anualmente destruye decenas de millares. Porque la intemperancia no se limita al uso de licores embriagantes; tiene un sentido más amplio, e incluye la complacencia dañina de cualquier apetito o pasión.

124. El fumar tabaco, un veneno lento, produce más adicción que el alcohol, y envenena el aire que otros respiran.

Christian Temperance and Bible Hygiene, págs. 33–34.

DONDEQUIERA que vamos encontramos el devoto del tabaco debilitando tanto el cuerpo como la mente con su acariciada indulgencia. ¿Tienen derecho los hombres de privar a su Creador y al mundo del servicio que le deben? El tabaco es un veneno lento e insidioso. Sus efectos son más difíciles de limpiar del sistema que los del licor. Encadena a la víctima con grillos de esclavitud, aún más fuertes que los de la copa intoxicante. Es un hábito desagradable, degradando al que lo practica y ocasionando molestias a otros. Rara vez pasamos por una multitud sin que haya hombres que exhalen su aliento venenoso en nuestras caras. Es desagradable, si no dañino, permanecer en el vagón de un tren o en una habitación donde la atmósfera está impregnada con las emanaciones del alcohol y el humo del tabaco. ¿Es honesto contaminar de esa manera el aire que otros deben respirar?

125. Los infantes son especialmente susceptibles a los venenos que emanan del aliento y la piel del fumador.

La Temperancia, pág. 52.

LOS pulmones de los niños sufren y se enferman al inhalar la atmósfera de una habitación envenenada por el aliento corrompido del que usa tabaco. Muchos niños se envenenan inevitablemente al dormir en las camas con sus padres fumadores. Al inhalar los efluvios venenosos del tabaco, arrojados de los pulmones y eliminados por los poros de la piel, el organismo del niño se llena de veneno. Mientras que en algunos niños actúa como un veneno lento y afecta el cerebro, el corazón, el hígado y los pulmones, que se van debilitando y desmejorando paulatinamente, en otros tiene una influencia más directa, produciendo espasmos, ataques, parálisis y muerte repentina.

126. La verdadera conversión libera de los hábitos destructores de la salud y los adictos al alcohol y al tabaco deben manifestar esta libertad antes de ser bautizados.

El Evangelismo, pág. 195.

LOS hombres y mujeres tienen muchos hábitos que son antagónicos con los principios de la Biblia. Las víctimas de las bebidas fuertes y del tabaco están corrompidas, en cuerpo, alma y espíritu. Tales personas no deben ser recibidas en la iglesia hasta que den evidencia de que están verdaderamente convertidas, que sienten la necesidad de la fe que obra por el amor y purifica el alma. La verdad de Dios purifica al verdadero creyente. El que está plenamente convertido abandonará todo hábito y apetito envilecedor. Por una abstinencia total vencerá su deseo de las complacencias destructoras de la salud.

127. El té y el café, al no ser nutritivos, estimulan una energía falsa y temporal que es más dañina que beneficiosa.

Joyas de los Testimonios, tomo 1, pág. 196.

EL té y el café no nutren el organismo. Alivian repentinamente, antes que el estómago haya tenido tiempo de digerirlos. Esto demuestra que aquello que los consumidores de estos estimulantes llaman fuerza proviene de la excitación de los nervios del estómago, que transmiten la irritación al cerebro, y éste a su vez es impelido a aumentar la actividad del corazón y a infundir una energía de corta duración a todo el organismo. Todo esto es fuerza falsa cuyos resultados ulteriores dejan en peor condición, pues no imparten ni una sola partícula de fuerza natural.

128. El grado de estimulación por encima de lo normal, derivado del consumo del té y el café es seguido por una postración equivalente, por debajo de lo normal.

Consejos Sobre el Régimen Alimenticio, pág. 505.

EL té es venenoso para el organismo. Los cristianos deben abandonarlo. La influencia del café es hasta cierto punto la misma que la del té, pero su efecto sobre el organismo es aun peor. Es excitante, y en la medida en que lo eleve a uno por encima de lo normal, lo dejará finalmente agotado y postrado por debajo de lo normal.

129. El uso continuo del café disminuye permanentemente la actividad cerebral conduciendo a una parálisis de las facultades mentales, morales y físicas.

Consejos Sobre el Régimen Alimenticio, pág. 506.

EL café comporta una complacencia dañina. Si momentáneamente excita la mente a una acción inusitada, el efecto posterior es agotamiento, postración, parálisis de las facultades mentales, morales y físicas. La mente se enerva, y a menos que por un esfuerzo determinado se venza el hábito, la actividad del cerebro se disminuye en forma permanente.

130. La longevidad de algunos que usan esos estimulantes, no es evidencia de que han escapado de sus debilitantes efectos sobre el cuerpo, especialmente aquellos que batallan contra el progreso espiritual.

Christian Temperance and Bible Hygiene, pág. 34.

TODOS esos irritantes nerviosos están agotando las fuerzas vitales, y la inquietud causada por unos nervios destruidos, la debilidad mental, se convierten en un elemento de contienda, antagonizando el progreso espiritual. Entonces, ¿no deberían aquellos que abogan por la temperancia y la reforma estar despiertos para contrarrestar los males de esas bebidas dañinas? En algunos casos es tan difícil romper con el hábito del té y el café como lo es para el adicto al alcohol, el descontinuar su uso. El dinero gastado en té y café es peor que desperdiciado. Éstos, sólo causan un daño continuo al que los usa. Aquellos que usan té, café, opio, y alcohol, pueden algunas veces vivir hasta alcanzar la vejez, pero este hecho no es un argumento en favor del uso de esos estimulantes. Lo que esas personas podrían haber logrado, pero fallaron en alcanzar a causa de sus hábitos intemperantes, solamente el gran día de Dios lo revelará.

131. Si se le concede una oportunidad, la naturaleza finalmente se restablecerá al abandonar esos estimulantes artificiales.

Joyas de los Testimonios, tomo 1, pág. 549.

AQUELLOS que efectúan un cambio y abandonan esos estimulantes artificiales, sentirán por un tiempo su pérdida y sufrirán considerablemente sin ellos, como ocurre con el alcohólico que se ha aferrado al licor. Prívesele de las bebidas intoxicantes y sufrirá terriblemente. Pero si él persiste, muy pronto vencerá la terrible necesidad. La naturaleza vendrá en su ayuda y permanecerá en su puesto hasta que él reemplace su falso apoyo. Algunos han entorpecido de tal manera las finas sensibilidades de la naturaleza, que puede requerir cierto tiempo para recuperarse del abuso que han sido forzados a sufrir a causa de los hábitos pecaminosos del hombre, la indulgencia de un apetito depravado adquirido, el cual ha decaído y debilitado sus energías. Désele a la naturaleza una oportunidad y ella se recobrará y nuevamente ejecutará su trabajo en forma magnífica.

132. Es imposible para los adictos a estimulantes artificiales, apreciar los valores eternos tales como la salvación que es posible obtener mediante la abnegación de Cristo.

Joyas de los Testimonios, tomo 1, pág. 549.

EL uso de estimulantes artificiales es destructivo para la salud y ejerce una influencia entorpecedora sobre el cerebro, haciendo imposible el apreciar las cosas eternas. Aquellos que acarician esos ídolos son incapaces de evaluar correctamente la salvación efectuada por Cristo mediante una vida de abnegación, sufrimiento continuo y oprobio y la entrega final de su propia vida sin pecado, para salvar al hombre de perecer eternamente.

133. El té, el café y la carne, a través de sus efectos estimulantes, conducen al deseo de estimulantes más fuertes tales como el tabaco y el alcohol.

Joyas de los Testimonios, tomo 1, pág. 417–418.

LA intemperancia comienza en nuestras mesas, por el consumo de alimentos malsanos. Después de un tiempo, por la complacencia continua del apetito, los órganos digestivos se debilitan y el alimento ingerido no satisface. Se establecen condiciones malsanas y se anhela ingerir alimentos más estimulantes. El té, el café y la carne producen un efecto inmediato. Bajo la influencia de estos venenos, el sistema nervioso se excita y, en algunos casos, el intelecto parece vigorizado momentáneamente y la imaginación resulta más vívida. Pero el hecho de que estos estimulantes producen resultados pasajeros tan agradables, muchos piensan que los necesitan realmente y continúan consumiéndolos. Pero siempre hay una reacción. El sistema nervioso, habiendo sido estimulado indebidamente, obtuvo fuerzas de las reservas para su empleo inmediato. Todo este pasajero fortalecimiento del organismo va seguido de una depresión. En la misma proporción en que estos estimulantes vigorizan temporalmente el organismo, se producirá una pérdida de fuerzas de los órganos excitados después que el estímulo pasa. El apetito se acostumbra a desear algo más fuerte, lo cual tenderá a aumentar la sensación agradable, hasta que satisfacerlo llega a ser un hábito y de continuo se desean estimulantes más fuertes, como el tabaco, los vinos y licores. Cuanto más se complazca el apetito, tanto más frecuentes serán sus demandas, y más difícil dominarlo. Cuanto más se debilite el organismo y menos pueda pasarlo sin estimulantes antinaturales, tanto más aumentará la pasión por esas cosas, hasta que la voluntad quede avasallada y no tenga ya fuerza para negarse a satisfacer el deseo malsano.

134. Los platos suculentos y también la carne excitan el deseo por las bebidas estimulantes.

Consejos sobre el Régimen Alimenticio, págs. 277, 317.

MUCHAS veces el alimento es de tal índole que excita un deseo por las bebidas alcohólicas. Se presentan delante de los niños platos elaborados: alimentos condimentados, salsas sabrosas, tortas y pasteles. Estas comidas demasiado condimentadas irritan el estómago, y crean un deseo de estimulantes cada vez más fuertes. . . . Cuando el mensaje alcanza a las personas que no han oído la verdad para este tiempo, ellas ven que deben realizar una gran reforma en su régimen alimenticio. Se dan cuenta de que deben abandonar la carne, porque crea un apetito por el licor, y llena el organismo de enfermedad.

135. Los padres que complacen a sus hijos con el té, el café y la carne están formando apetitos que desearán el consumo del tabaco y el licor, los cuales debilitan los nervios.

Testimonies, tomo 3, págs. 488–489.

MUCHOS padres educan los gustos de sus hijos y forman su apetito. Les permiten comer carne y beber té y café. Los alimentos a base de carne y altamente sazonados, y el té y café cuyo consumo algunas madres fomentan en sus hijos, los preparan para desear estimulantes más fuertes, como el tabaco. El uso de éste despierta el deseo de ingerir bebidas alcohólicas; y el consumo de tabaco y bebidas reduce invariablemente la energía nerviosa.

136. La abstinencia total de los estimulantes es la única conducta segura.

Testimonies, tomo 3, pág. 488

LA única conducta segura consiste en no tocar ni probar té, café, vino, tabaco, opio ni bebidas alcohólicas.

137. El agua pura es la única bebida que la naturaleza requiere.

La Temperancia, pág. 89.

SI algo hace falta para apagar la sed, el agua pura tomada poco antes o después de la comida es todo lo que la naturaleza requiere. Nunca té, café, cerveza, vino o ninguna bebida alcohólica. El agua es el mejor líquido de que dispongamos para limpiar los tejidos.

138. La verdadera temperancia no sólo es abstenerse de licores intoxicantes y tabaco, sino que también regula la dieta.

Consejos sobre el Régimen Alimenticio, pág. 486.

NOSOTROS somos reformadores en pro de la salud, que tratamos de regresar, hasta donde sea posible, al plan original de temperancia establecido por el Señor. La temperancia no consiste meramente en abstenerse de las bebidas alcohólicas y el tabaco, ambos intoxicantes. Tiene un ámbito mayor que éste. Debe regular lo que comemos.

139. La verdadera temperancia envuelve la sujección de los apetitos del cuerpo a las facultades intelectuales de la mente.

Patriarcas y Profetas, pág. 605.

LOS principios de la templanza debe llevarse más allá del mero consumo de bebidas alcohólicas. El uso de alimentos estimulantes indigestos es a menudo igualmente perjudicial para la salud, y en muchos casos, siembra las semillas de la embriaguez. La verdadera temperancia nos enseña a abstenernos por completo de todo lo perjudicial, y a usar cuerdamente lo que es saludable. Pocos son los que comprenden debidamente la influencia que sus hábitos relativos a la alimentación ejercen sobre su salud, su carácter, su utilidad en el mundo y su destino eterno. El apetito debe sujetarse siempre a las facultades morales e intelectuales. El cuerpo debe servir a la mente, y no la mente al cuerpo.

140. La intemperancia, en el comer, aun cuando se trata de comida saludable es el cimiento de la debilidad mental y física que se manifiesta por doquiera.

Joyas de los Testimonios, tomo 1, pág. 417.

LA intemperancia en el comer, aunque se trate de alimentos de la debida calidad, tendrá una influencia agotadora sobre el organismo y embotará las emociones más sensibles y santas. La temperancia estricta en el comer y beber es altamente esencial para la sana conservación y el ejercicio vigoroso de todas las funciones del cuerpo. Los hábitos estrictamente temperantes, combinados con el ejercicio de los músculos tanto como de la mente, conservarán el vigor mental y físico y darán fuerza y resistencia a los que se dedican al ministerio, a los redactores y a todos los demás cuyos hábitos sean sedentarios. Como pueblo, a pesar de que profesamos practicar la reforma pro salud, comemos demasiado. La complacencia del apetito es la causa más importante de la debilidad física y mental y es el cimiento de la flaqueza que se nota por doquiera.

141. El comer intemperantemente a menudo causa enfermedad, la cual generalmente responderá a la abstinencia dietética.

El Ministerio de Curación, pág. 180.

LA intemperancia en el comer es a menudo causa de enfermedad, y lo que más necesita la naturaleza es ser aliviada de la carga inoportuna que se le impuso. En muchos casos de enfermedad, el mejor remedio para el paciente es un corto ayuno, que omita una o dos comidas, para que descansen los órganos rendidos por el trabajo de la digestión.

Muchas veces el seguir durante algunos días una dieta de frutas ha proporcionado gran alivio a personas que trabajan intelectualmente; y un corto período de completa abstinencia, seguido de un régimen alimenticio sencillo y moderado, ha restablecido al enfermo por el solo esfuerzo de la naturaleza. Un régimen de abstinencia por uno o dos meses convencerá a muchos pacientes de que la sobriedad favorece la salud.

142. La abstinencia en la dieta mejora el vigor mental y moral, lo cual es especialmente beneficioso para aquellos que tienen un temperamento lerdo.

El Ministerio de Curación, págs. 237–238.

LA moderación en el comer se recompensa con vigor mental y moral, y también ayuda a refrenar las pasiones. El exceso en el comer es particularmente perjudicial para los de temperamento lerdo. Los tales deben comer con frugalidad y hacer mucho ejercicio físico. Hay hombres y mujeres de excelentes aptitudes naturales que por no dominar sus apetitos no realizan la mitad de aquello de que son capaces.

143. El control del apetito es esencial para la perfección cristiana.

Christian Temperance and Bible Hygiene, pág. 37.

AQUELLOS que dan rienda suelta al apetito les es imposible obtener la perfección cristiana.

144. Cristo ayunó cuarenta días para poder darnos un ejemplo y revelar la importancia y la seriedad de la lucha que se requiere para vencer la complacencia del apetito.

Joyas de los Testimonios, tomo 1, pág. 416.

EL Redentor del mundo sabía que la complacencia del apetito produciría debilidad física y embotaría de tal manera los órganos de la percepción, que no discernirían las cosas sagradas y eternas. Cristo sabía que el mundo estaba entregado a la glotonería y que esta sensualidad pervertiría las facultades morales. Si la costumbre de complacer el apetito dominaba de tal manera a la especie que, a fin de romper su poder, el divino Hijo de Dios tuvo que ayunar casi seis semanas en favor del hombre, ¡qué obra confronta al cristiano para poder vencer como Cristo venció! El poder de la tentación a complacer el apetito pervertido puede medirse únicamente por la angustia indecible de Cristo en aquel largo ayuno en el desierto.

145. Necesitamos un poder aún mayor de parte de Dios que las generaciones pasadas, para vencer el apetito pervertido, y sólo de esa manera podemos prevenir que Satanás controle nuestra mente y nuestro cuerpo.

Christian Temperance and Bible Hygiene, pág. 37.

A TRAVÉS del apetito, Satanás controla la mente y todo el ser. Miles que han vivido, han pasado a la tumba siendo ruinas físicas, mentales y morales debido a la complacencia del apetito. La necesidad de los hombres de esta generación recurrir a la ayuda del poder de la voluntad, fortalecida por la gracia de Dios, a fin de resistir el apetito pervertido, es mucho mayor de lo que lo era varias generaciones atrás. Pero la generación actual tiene menos control propio que los que vivieron entonces. Aquellos que se complacen en consumir esos estimulantes transmiten sus apetitos depravados a sus hijos, y ahora se requiere mayor poder moral para resistir la intemperancia en todas sus formas. El único curso perfectamente seguro es mantenerse firme, observando una temperancia estricta en todas las cosas, y nunca aventurarse en la senda del peligro.

146. Cristo vino a enseñarnos la necesidad de la abnegación, y a traernos poder para vencer el apetito y de esa manera obtener la victoria en cada punto.

Joyas de los Testimonios, tomo 1, pág. 419.

EL principal motivo que tuvo Cristo para soportar aquel largo ayuno en el desierto, fue enseñarnos la necesidad de la abnegación y la temperancia. Esta obra debe comenzar en nuestra mesa, y debe llevarse estrictamente a cabo en todas las circunstancias de la vida. El Redentor del mundo vino del cielo para ayudar al hombre en su debilidad, para que, con el poder que Jesús vino a traerle, lograra fortalecerse para vencer el apetito y la pasión, y pudiese ser vencedor en todo.

147. Sólo la Biblia puede enseñarnos la verdadera temperancia, y el ejemplo de Daniel, y de sus compañeros es el ejemplo más efectivo.

Christian Temperance and Bible Hygiene, pág. 25.

PARA poder comprender verdaderamente el tema de la temperancia, debemos considerarlo desde el punto de vista bíblico; y en ningún lugar podemos encontrar una ilustración más completa y efectiva de la verdadera temperancia y de las bendiciones que la acompañan, que la que proporciona la historia del profeta Daniel y sus compañeros hebreos en la corte de Babilonia.

148. Por su obediencia a las leyes naturales, los cautivos hebreos fueron honrados con una salud física y mental incomparable.

Christian Temperance and Bible Hygiene, pág. 27.

DIOS siempre honra lo correcto. Los jóvenes más promisorios de todas las tierras subyugadas por el conquistador habían sido reunidos en Babilonia, sin embargo, entre todos ellos, los cautivos hebreos no tenían rival. La forma erecta, el paso firme y elástico, el rostro hermoso, los sentidos claros, el aliento limpio, —todos constituían certificados de buena salud— la insignia de la nobleza con la cual la naturaleza honra a aquellos que son obedientes a sus leyes.

149. El noble testimonio sobre la verdadera temperancia dado por Daniel y sus compañeros puede ser repetido por los jóvenes de hoy día.

Christian Temperance and Bible Hygiene, pág. 27.

LA historia de Daniel y sus compañeros ha sido registrada en las páginas de la Palabra inspirada, para el beneficio de la juventud de todas las edades subsiguientes. Lo que los hombres han hecho, los hombres pueden hacerlo. ¿Se mantuvieron firmes esos jóvenes hebreos entre grandes tentaciones y dieron un noble testimonio a favor de la verdadera temperancia?—la juventud de hoy día puede dar un testimonio similar.

150. En la niñez, Juan el Bautista fue criado con hábitos de estricta temperancia, a fin de ser educado en la obra de reforma que prepararía el para Cristo.

Consejos sobre el Régimen Alimenticio, pág. 265.

MÁS o menos en el tiempo del primer advenimiento de Cristo, el ángel Gabriel visitó a Zacarías con un mensaje similar al que había sido dado a Manoa. Al anciano sacerdote se le dijo que su esposa tendría un hijo, que se llamaría Juan. "Y—dijo el ángel— tendrás gozo y alegría, y muchos se regocijarán de su nacimiento; porque será grande delante de Dios. No beberá vino ni sidra, y será lleno del Espíritu Santo". Juan 1:15. Este niño de la promesa habría de criarse con los hábitos de temperancia más estrictos. Se le iba a confiar una obra importante de reforma que consistiría en preparar el camino para Cristo.

151. El ejemplo y mensaje de Juan había de reprender la debilitante complacencia del apetito prevaleciente en sus días.

Consejos sobre el Régimen Alimenticio, pág. 265.

EXISTÍA entre el pueblo la intemperancia en todas sus formas. El hábito de beber y comer con lujuria minaba la fuerza física, y degradaba la moral de tal manera que los crímenes más repugnantes que se cometían no parecían pecaminosos. La voz de Juan iba a llegar desde el desierto en son de reprensión por los hábitos pecaminosos de la gente, y sus propios hábitos de abstinencia iban a ser un reproche por los excesos de su tiempo.

152. La abstinencia de sustancias dañinas es la única manera de prevenir la ruina de la mente y del cuerpo.

Medical Ministry, pág. 221.

LA distinción entre la prevención y la cura no se ha hecho lo suficientemente importante. Enseñad a la gente que es mejor saber cómo conservarse bien que saber cómo curar la enfermedad. Nuestros médicos deberían ser sabios educadores, advirtiendo en contra de la complacencia propia, mostrando que la abstinencia de las cosas que Dios ha prohibido es la única manera de prevenir la ruina del cuerpo y de la mente.

153. Nuestras instituciones de salud deberían instruir a los pacientes acerca de la bendición de la abstinencia total del alcohol y debería proveerse una abundancia de fruta fresca para que la sustituya.

Consejos sobre el Régimen Alimenticio, pág. 367.

EN nuestras instituciones médicas debe darse instrucción clara sobre la temperancia. A los pacientes se les debe mostrar el perjuicio de las bebidas alcohólicas intoxicantes, y la bendición de una abstinencia total. Se les debe pedir que eliminen las cosas que han arruinado su salud, y que las reemplacen por abundancia de frutas. Pueden obtenerse naranjas, limones, ciruelas, duraznos y muchas otras variedades; porque el mundo del Señor es productivo si se realiza el esfuerzo necesario.

154. Hemos de llamar la atención a la abstinencia total del alcohol y del tabaco con todo el poder de la unción del Espíritu Santo.

El Evangelismo, pág. 389.

PRESENTAD el asunto de la temperancia con todo el poder de la unción del Espíritu Santo. Mostrad la necesidad de una abstinencia completa de todo licor intoxicante. Hablad del daño terrible que se provoca en el organismo por el uso de tabaco y alcohol. Explicad cuáles son los métodos que empleáis para dar tratamientos. Sean las charlas presentadas de tal naturaleza que sirvan para ilustrar a vuestros oyentes. Dios manifiesta misericordia hacia los impíos. Estas reuniones serán una oportunidad para exponer lo que la reforma pro salud es en realidad.

155. Muchos pertenecientes a las clases superiores aceptarán los principios de la verdadera temperancia cuando éstos les sean presentados a la luz del plan de salvación.

El Ministerio de Curación, pág. 161–162.

MILES de personas que desempeñan puestos de confianza y honor se entregan a hábitos que envuelven la ruina del alma y del cuerpo. Hay ministros del Evangelio, estadistas, literatos, hombres de fortuna y talento, hombres de capacidad para vastas empresas y para cosas útiles, que están en peligro mortal porque no ven la necesidad de dominarse en todo. Hay que llamarles la atención respecto de los principios de la templanza, no de un modo dogmático, sino a la luz del gran propósito de Dios para con la humanidad. Si se les presentaran así los principios de la verdadera templanza, muchos individuos de las clases altas reconocerían el valor de ellos y les darían franca acogida.

156. No muchas personas de las clases superiores se negarán a escuchar cuando la abstinencia total les sea presentada en su completa luz.

El Ministerio de Curación, pág. 162.

DEBEMOS convencerles del resultado de tan perniciosos hábitos en la merma de las facultades físicas, mentales y morales. Ayúdeseles a darse cuenta de su responsabilidad como administradores de los dones de Dios. Hágaselos ver el bien que podrían hacer con el dinero que gastan ahora en cosas perjudiciales. Indúzcaseles a la abstinencia completa, aconsejándoles que el dinero que pudieran gastar en bebidas, tabaco, o cosas por el estilo, lo dediquen al alivio de los enfermos pobres, o a la educación de niños y jóvenes para ser útiles en el mundo. No serían muchos los que se negarían a oír una invitación tal.

157. Hemos de enseñar que el alcoholismo no es solamente una enfermedad física sino también un pecado moral, y que la única solución se encuentra mediante la abstinencia total por medio del poder de Dios.

Healthful Living, pág. 114.

QUÉ cura sería aconsejable para una persona que complace de esa manera un hábito que es reprochado aún por las bestias del campo? La Palabra de Dios lo ha denunciado: Ningún borracho entrará en el reino de Dios. ¿Qué sería recomendable para curar un apetito tal? Ud. no diría, "Puede usar bebida fuerte moderadamente. Continúe dentro de los límites, pero nunca se entregue a los excesos." En lugar de eso, Ud. diría, "No existe la posibilidad de ayudarle a menos que Ud. coopere completamente con mis esfuerzos y se comprometa a guardar una abstinencia total. Mediante la complacencia, Ud. ha convertido su hábito en una segunda naturaleza y éste no podrá ser controlado a menos que el poder moral sea despertado y Ud. mire a Jesús, confiando en la gracia que él le dará para vencer este deseo antinatural." Ud. diría: "Ud. ha perdido el dominio de sí mismo. Su propia complacencia no es solamente un pecado moral, sino que se ha convertido en una enfermedad física. Ud. no se pertenece; es propiedad de Dios. Él le ha comprado a un precio infinito, y cada una de sus facultades ha de ser empleada en su servicio. Conserve su cuerpo en una condición saludable para hacer Su voluntad; Mantenga su mente clara y activa para que pueda pensar con sinceridad y sensatez y controlar todas sus facultades."

158. La prosperidad de una nación depende de la estricta temperancia de sus ciudadanos.

Obreros Evangélicos, pág. 402.

LA prosperidad de una nación depende de la virtud e inteligencia de sus ciudadanos. Para obtener estas bendiciones, son indispensables los hábitos de estricta temperancia. La historia de los reinos antiguos está llena de lecciones de amonestaciones para nosotros. El lujo, la complacencia de los sentidos y la disipación prepararon su caída. Resta ver si nuestra república recibirá la advertencia de su ejemplo, y evitará su suerte.

159. La conciencia culpable de aquellos que complacen el apetito es lastimada cuando la verdad directa es presentada, y esto los lleva a colocarse bajo la bandera negra de Satanás, a menos que los deseos carnales sean crucificados.

Testimonies, tomo 1, pág. 548.

ALGUNOS están complaciendo un apetito concupiscente, el cual batalla contra el alma y constituye un obstáculo continuo contra su avance espiritual. Constantemente tienen que sufrir una conciencia culpable, y si se presentan las verdades directas, están listos a ofenderse. Se condenan a sí mismos y sienten que ciertos temas han sido escogidos a propósito para tocar su caso. Se sienten apenados y heridos, y se alejan de las reuniones de los santos.

Abandonan el congregarse porque entonces su conciencia no es molestada. Pronto pierden su interés en las reuniones y su amor por la verdad, y, a menos que se reformen totalmente, se volverán atrás y tomarán su lugar junto al ejército rebelde que se encuentra bajo la bandera negra de Satanás. Si éstos crucificaran sus apetitos concupiscentes los cuales luchan contra el alma, se colocarían en una situación donde los dardos de la verdad no les ocasionarían ningún daño. Pero mientras complazcan el apetito lujurioso y acaricien sus ídolos, se convierten en un blanco de los dardos de la verdad, y si finalmente se habla la verdad, ellos se sentirán heridos. Algunos piensan que no pueden reformarse, que la salud sería sacrificada si trataran de abandonar el uso del té, el tabaco y la carne. Esta es la sugerencia de Satanás. Son esos nocivos estimulantes los que están ciertamente debilitando la constitución física y preparando el sistema para contraer enfermedades agudas al dañar el extraordinario mecanismo de la Naturaleza; y estropeando las defensas que han sido erigidas en contra de la enfermedad y su deterioro prematuro.

160. La verdadera religión conduce a la victoria sobre todas las complacencias destructoras de la salud.

Testimonies, tomo 9, pág. 113.

LA abstinencia de toda bebida y alimento perjudicial es el fruto de la verdadera religión. Aquel que está completamente convertido abandonará todo hábito y apetito nocivo. Mediante una abstinencia total vencerá el deseo por las complacencias destructoras de la salud.

161. Una estricta temperancia nos impedirá que abusemos aún de los beneficios divinos.

Christian Temperance and Bible Hygiene, pág. 27.

EL peligro no está en la escasez, sino en la abundancia. Estamos siendo constantemente tentados a cometer excesos. Aquellos que preserven sus energías inalterables para el servicio de Dios, deben observar una estricta temperancia en el uso de sus beneficios, así como una total abstinencia de toda indulgencia nociva y degradante.

Los Verdaderos Remedios—IV
El Descanso

162. El sueño restaura, vigoriza y prepara el cuerpo para los deberes del día siguiente.

El Hogar Adventista, pág. 262.

EL sueño le será dulce después de un trabajo saludable, y quedarán refrigerados para el siguiente día de trabajo.

163. Ya que la restauración del cuerpo tiene lugar durante el descanso, la regularidad en el descanso es esencial, especialmente para los jóvenes.

La Educación, pág. 205.

NO se debería pasar por alto la importancia de la regularidad de las horas para comer y dormir. Puesto que la obra de reparar el cuerpo se efectúa durante las horas de descanso, es esencial, especialmente para los jóvenes, que el sueño sea metódico y abundante.

164. Aquellos que tienen una disposición alegre y son obreros diligentes, tienen un sueño ininterrumpido durante la noche.

Testimonies, tomo 2, pág. 529.

AQUELLOS que están siempre ocupados, y realizan alegremente sus labores diarias, son las personas más felices y saludables. El descanso y la tranquilidad de la noche proporcionan a sus cuerpos cansados un sueño ininterrumpido.

165. La costumbre de convertir el día en la noche y la noche en día es contraria a la naturaleza y al orden.

Conducción del Niño, pág. págs. 103–104.

CUÁN difundido está el hábito de convertir el día en noche y a la noche en día? Muchos jóvenes duermen profundamente en la mañana, cuando deberían levantarse con los primeros pájaros que cantan al amanecer, y estar activos cuando toda la naturaleza está despierta.

Algunos jóvenes se oponen mucho al orden y a la disciplina. No respetan los reglamentos del hogar levantándose a una hora regular. Se quedan en la cama horas después del amanecer, cuando todo debería estar en actividad. Queman el aceite de la medianoche y dependen de la luz artificial para suplir el lugar de la luz que la naturaleza ha provisto en las horas laborables. Al hacerlo. no sólo desperdician oportunidades preciosas, sino que causan gastos adicionales. Pero en casi todos los casos se da esta disculpa: "No puedo cumplir con mi trabajo; tengo algo que realizar; no puedo acostarme temprano" . . . Se interrumpen los preciosos hábitos de orden, y los momentos desaprovechados en las horas tempranas, trastornan el orden de las cosas durante todo el día.

166. Las comidas a horas tardías, las cuales previenen el descanso del sistema digestivo durante la noche, causan la irritabilidad del individuo, y éste proyecta una sombra dondequiera que va.

Consejos sobre la Salud, págs. 117–118.

MUCHOS se permiten la satisfacción del pernicioso deseo de comer justo antes de irse a la cama. Pueden haber ingerido sus alimentos regulares, pero porque experimentan una leve sensación de desfallecimiento piensan que deben tomar un bocadillo. La complacencia de estos deseos malsanos se convierte en un hábito y luego se siente que uno no puede ir a dormir sin comida. En muchos casos este aparente desfallecimiento es producido por los órganos digestivos que han sido sobrecargados durante el día y que tratan de deshacerse de la gran cantidad de alimentos que ha sido depositado en ellos. Estos órganos necesitan un período de descanso total para recobrar sus energías perdidas. Nunca se debe volver a comer antes que el estómago haya tenido la oportunidad de recuperarse después de haber digerido los alimentos. Cuando nos acostamos en la noche, el estómago debiera haber terminado su trabajo de tal manera que, lo mismo que todos los órganos del cuerpo, pueda descansar. Pero si se le echa más comida, los órganos digestivos se ponen en movimiento nuevamente y continúan funcionando durante las horas de la noche. Debido a esto el descanso se ve perturbado por pesadillas, y en la mañana la persona se siente fatigada. Cuando se continúa con esta práctica, los órganos digestivos pierden su vigor natural y la persona sufre de digestión difícil. La transgresión de las leyes de la naturaleza no afecta únicamente al transgresor, sino también a otros. El transgresor manifiesta impaciencia y se irrita fácilmente con cualquiera que no está de acuerdo con él. No puede actuar ni hablar con calma. Proyecta una sombra dondequiera que va. Así que ¿cómo puede alguno decir: "Es negocio mío lo que yo coma o beba"?

167. El uso de estimulantes nerviosos conduce al insomnio, previniendo de esa manera el descanso que el fatigado sistema nervioso necesita.

El Ministerio de Curación, pág. 251.

EL consumo continuo de estos excitantes de los nervios provoca dolor de cabeza, insomnio, palpitaciones del corazón, indigestión, temblores y otros muchos males; porque esos excitantes consumen las fuerzas vitales. Los nervios cansados necesitan reposo y tranquilidad en vez de estímulo y recargo de trabajo. La naturaleza necesita tiempo para recuperar las agotadas energías. Cuando sus fuerzas son aguijoneadas por el uso de estimulantes uno puede realizar mayor tarea; pero cuando el organismo queda debilitado por aquel uso constante se hace más difícil despertar las energías hasta el punto deseado. Es cada vez más difícil dominar la demanda de estimulantes hasta que la voluntad queda vencida y parece que no hay poder para negarse a satisfacer un deseo tan ardiente y antinatural, que pide estimulantes cada vez más fuertes, hasta que la naturaleza, exhausta, no puede responder a su acción.

168. Una conciencia tranquila y una perfecta confianza en Dios resultan en un descanso que vigoriza y renueva.

La Historia de la Redención, pág. 308.

EN esa última noche, antes del día de la ejecución, un ángel poderoso, enviado desde el cielo, descendió para rescatarlo. Las macizas puertas que encerraban al santo de Dios se abrieron sin la intervención de manos humanas; el ángel del Altísimo entró, y sin hacer ruido se cerraron de nuevo tras él. Llegó a la celda cavada en la roca viva, donde yacía Pedro durmiendo el bendito y apacible sueño de la inocencia con perfecta confianza en Dios, mientras permanecía encadenado a dos poderosos guardianes, uno a cada lado. La luz que circundaba al ángel iluminó la cárcel pero no despertó al dormido apóstol. Gozaba del reposo completo que vigoriza y renueva, y que es el fruto de una buena conciencia.

169. Los sueños pueden provenir del Señor o de Satanás, pero la gran mayoría de ellos tienen su origen en las cosas comunes de la vida.

Testimonies, tomo 1, págs. 569–570.

MUCHSIMOS sueños se originan en las cosas comunes del diario vivir, en las cuales el Espritu de Dios no interviene. Hay también falsos sueños, que son inspirados por el espritu de Satanás. Pero los sueños están clasificados en la Palabra de Dios en la misma categora que las visiones y son tanto los frutos del espritu de profesa como las visiones. Tales sueños, tomando en consideración las personas que los reciben como también las circunstancias bajo las cuales ocurren, contienen su propia evidencia de autenticidad.

170. Los dormitorios limpios y ordenados promueven la pureza en los pensamientos de los niños.

Consejos Sobre La Salud, pág. 102.

MADRES, si ustedes desean que los pensamientos de sus hijos sean puros, dejen que el ambiente que los rodea sea limpio. Permitan que sus recámaras se mantengan escrupulosamente ordenadas y limpias. Enséñenles a cuidar su ropa. Cada niño debiera tener un lugar propio donde guardar su ropa. Pocos padres son tan pobres que no puedan proveer una caja grande para este fin, que puede acondicionarse con gavetas y cubrirse atractivamente.

171. El sábado no debe ser empleado para descansar y tratar de suplir el descanso insuficiente, que debido a la intemperancia en el trabajo, no se obtuvo durante los otros días de la semana

Joyas de los Testimonios, tomo 1, págs. 288–289.

NADIE debe sentirse libre para pasar el tiempo santificado de una manera que no sea provechosa. Desagrada a Dios que los observadores del sábado duerman durante gran parte del sábado. Deshonran a su Creador al hacerlo. Por su ejemplo dicen que los seis días son demasiado preciosos para que ellos los pasen descansando. Deben ganar dinero, aunque sea privándose del sueño que necesitan, y lo recuperan durmiendo durante el tiempo santo. Luego se disculpan diciendo: "El sábado fue dado como día de reposo. No me privaré del descanso para asistir a la reunión; porque necesito descansar." Los tales hacen un uso erróneo del día santificado. En este día deben interesar especialmente a sus familias en la observancia del mismo, y congregarse en la casa de oración con los pocos o con los muchos que asistan, según sea el caso. Deben dedicar su tiempo y sus energías a los ejercicios espirituales, para que la influencia divina que descansa sobre el sábado los acompañe durante la semana. De todos los días de la semana, ninguno es tan favorable para los pensamientos y sentimientos de devoción como el sábado.

172. Se necesitan formas apropiadas de recreación tanto para los obreros que trabajan con el cuerpo como para los que trabajan con la mente.

Testimonies, tomo 1, pág. 514.

ME fue mostrado que los guardadores del sábado como pueblo, trabajan demasiado duro sin permitirse a sí mismos un cambio ni períodos de descanso. La recreación es necesaria para aquellos que se ocupan de labores físicas y aun más necesaria para aquellos cuyo trabajo principal es con la mente. El mantener la mente trabajando constante e incesantemente, aun en asuntos religiosos, no es esencial para nuestra salvación, ni para la gloria de Dios. Existen diversiones como el baile, el juego de cartas, el ajedrez, el juego de damas, etc., que no podemos aprobar porque el Cielo los condena. Estas diversiones abren la puerta a la iniquidad. Su tendencia no es beneficiosa sino que tienen una influencia excitante la cual produce en algunas mentes una pasión por aquellas obras teatrales que conducen al juego y a la disipación. Todas esas representaciones deberían ser condenadas por los cristianos, y se deben sustituir por algo que sea completamente inofensivo.

173. En lugar de escenas de alegría insensata, necesitamos una recreación inocente que nos capacite mejor para realizar nuestros deberes cristianos.

Mensajes para los Jóvenes, pág. 362.

ES privilegio y deber de los cristianos tratar de refrescar sus espíritus y vigorizar sus cuerpos mediante la recreación inocente, con el fin de usar sus facultades físicas y mentales para la gloria de Dios. Nuestras recreaciones no deberían ser escenas de alegría insensata que caigan en lo absurdo. Podemos dirigirlas de modo tal que beneficien y eleven a aquellos con quienes nos relacionamos y nos habiliten mejor, lo mismo que a ellos, para cumplir con más éxito los deberes que nos corresponden como cristianos.

174. La contemplación de las obras de Dios en la naturaleza es una forma de recreación que es muy beneficiosa tanto para la mente como para el cuerpo.

Testimonies, tomo 4, pág. 653.

HAY modos de recreación que son altamente beneficiosos para la mente y el cuerpo. Una mente que tenga discernimiento y juicio encontrará medios abundantes para recrearse y distraerse en fuentes que son no sólo inocentes sino instructivas. La recreación al aire libre, la contemplación de la obra de Dios en la naturaleza, será del mayor beneficio.

175. La verdadera recreación imparte vigor para las labores de la vida, mientras que la diversión es un obstáculo para el éxito.

La Educación, pág. 203.

HAY una distinción entre recreación y diversión. La recreación, cuando responde a su nombre, re-creación, tiende a fortalecer y reparar. Apartándonos de nuestros cuidados y ocupaciones comunes, provee refrigerio para la mente y el cuerpo y de ese modo nos permite volver con nuevo vigor al trabajo serio de la vida. Por otra parte, se busca la diversión para experimentar placer y con frecuencia se la lleva al exceso; absorbe las energías requeridas para el trabajo útil y resulta de ese modo un obstáculo para el verdadero éxito de la vida.

176. La mejor recreación para los niños se encuentra en alguna forma de esfuerzo útil.

La Educación, pág. 211.

ES una ley que el ejercicio más benéfico para la juventud se halla en el empleo útil. El niñito halla diversión y desarrollo en el juego y sus deportes deberían ser de tal naturaleza que promuevan no sólo su crecimiento físico, sino también el mental y espiritual. A medida que aumentan su fuerza y su inteligencia, hallará la mejor recreación en alguna rama de esfuerzo útil.

177. El sueño de los niños es dulce y refrescante después del trabajo útil.

El Hogar Adventista, pág. 262.

LOS niños necesitan cambiar de ocupación más a menudo que los adultos y tener con más frecuencia intervalos de descanso; pero aun en edad temprana, pueden comenzar a aprender a trabajar, y serán felices al pensar que están siendo útiles. El sueño les será dulce después de un trabajo saludable, y quedarán refrigerados para el siguiente día de trabajo.

178. Las excursiones en grupo para disfrutar de la naturaleza durante un día festivo con los padres actuando como niños con sus hijos beneficiará a todos tanto física como mentalmente.

Testimonies, tomo 1, págs. 514–515.

VI que nuestros días festivos no deberían emplearse siguiendo el patrón del mundo, sin embargo, no deberían pasar inadvertidos, porque esto provocará descontento en nuestros hijos. En esos días, cuando existe el peligro de que nuestros niños sean expuestos a influencias malsanas, y sean corrompidos por los placeres y excitaciones del mundo, que los padres se esfuercen por organizar algo que sustituya las diversiones más peligrosas. Haced que vuestros niños comprendan que lo hacéis por su bienestar y felicidad.

Que varias familias que vivan en una ciudad o pueblo se reunan y pongan a un lado las ocupaciones que los han abrumado física y mentalmente, y organicen una excursión al campo a orillas de un lago apacible o una hermosa arboleda donde la vista de la naturaleza sea atractiva. Deberían proveerse de comida simple e higiénica, de las mejores frutas y cereales, y extender su mesa bajo la sombra de algún árbol o bajo la bóveda del cielo. El viaje, el ejercicio, y el paisaje despertará el apetito, y podrán disfrutar de una comida que los reyes envidiarían.

En tales ocasiones, los padres y los niños deberían sentirse libres de cuidados, trabajo y perplejidad. Los padres deberían actuar como niños con sus hijos, haciendo que todo sea tan agradable para ellos como sea posible. Que todo el día se dedique a la recreación. El ejercicio al aire libre beneficiará la salud de aquellos cuya ocupación es sedentaria y se desarrolla en lugares cerrados. Todos los que puedan, deberían sentir el deber de seguir este consejo. No se perderá nada y se ganará mucho. Regresarán a sus ocupaciones con un nuevo entusiasmo y la energía para emprender sus labores con dinamismo, y estarán mejor preparados para resistir la enfermedad.

179. Los redimidos experimentarán descanso físico, emocional y espiritual.

My Life Today, pág. 358.

CIERTAMENTE hay y siempre habrá ocupaciones en el cielo. Toda la familia de los redimidos no vivirá en un estado de soñolienta inactividad. Por tanto, queda un reposo para el pueblo de Dios. En el cielo, la actividad no será fatigosa y pesada; será descansada. Toda la familia de los redimidos hallará su deleite en servir a Aquel de quien son propiedad, por creación y redención.

Para el cansado y trabajado, para aquellos que han peleado la buena batalla de la fe, este será un glorioso descanso; porque la juventud y el vigor de la inmortalidad serán suyos, y no tendrán que luchar más contra el pecado y Satanás.

Los Verdaderos Remedios—V
El Ejercicio

180. El hombre fue diseñado para trabajar en un huerto al aire libre.

Christian Temperance and Bible Hygiene, pág. 172.

VALE la pena notar el empleo del hombre, como lo muestra el diseño original. "Tomó pues, Jehová Dios al hombre, y lo puso en el huerto de Edén, para que lo labrara y lo guardase." El hombre fue diseñado para la actividad a la luz del sol y para recibir el aire libre del cielo. Esas condiciones eran importantes para proporcionar alegría a su existencia. La maldición que posteriormente le sobrevino a Adán no consistió en que él debía trabajar, sino en que su trabajo estaría lleno de dificultades.

181. Los órganos del hombre fueron creados para el trabajo, y tan pronto como Dios lo creó, le asignó el trabajo que había escogido para él.

Testimonies, tomo 3, pág. 76.

DIOS creó a Adán y a Eva en el Paraíso, y los rodeó de todo lo que era útil y hermoso. Plantó para ellos un bello huerto. No faltaba ninguna hierba, flor o árbol que pudiese ser de utilidad o para ornamento. El Creador del hombre sabía que la obra de sus manos no podía ser feliz sin un empleo. El Paraíso deleitaba sus almas, pero esto no era suficiente; debían tener una labor por medio de la cual pudiesen hacer uso de los maravillosos órganos del cuerpo. El Señor había hecho los órganos para el uso. Si la felicidad hubiese consistido en no hacer nada, el hombre, en su estado de santa inocencia, hubiese sido dejado sin una ocupación. Pero Aquel que formó al hombre sabía lo que sería para su mayor felicidad, y tan pronto como lo creó, le dio el trabajo que había escogido para él. Para poder ser feliz, éste debía trabajar.

182. Un corto tiempo de prueba le convencerá de los muchos beneficios que reporta el ejercicio diario al aire libre.

Testimonies, tomo 2, pág. 533.

AQUELLOS que no usan sus miembros diariamente notarán una debilidad cuando traten de ejercitarlos. Las venas y los músculos no están en condiciones de ejecutar su labor y mantener la maquinaria viviente en saludable acción, cada órgano en el sistema haciendo su parte. Los miembros impartirán fuerza a los músculos, los cuales sin ejercicio se vuelven flácidos y débiles. Mediante el ejercicio diario al aire libre, el hígado, los riñones y los pulmones serán también fortalecidos para ejecutar su trabajo. Reclutad en vuestra ayuda el poder de la voluntad, el cual resistirá el frío y dará energía al sistema nervioso. En corto tiempo os daréis cuenta del beneficio del ejercicio y el aire puro y no podréis vivir sin estas bendiciones.

183. Las bendiciones del trabajo diario y aquellas derivadas del plan de salvación, fueron planeadas por el Creador mismo.

My Life Today, pág. 168.

ALGUNOS piensan que las riquezas y la ociosidad son realmente bendiciones; pero aquellos que están siempre ocupados, y realizan alegremente sus tareas diarias, son los más felices y disfrutan de mejor salud. El cansancio saludable que resulta de un trabajo bien regulado les asegura los beneficios de un sueño refrescante. La sentencia de que el hombre debe esforzarse para ganar el pan cotidiano, y la promesa de felicidad y gloria futuras, vienen desde el mismo trono, y ambas son bendiciones.

184. Las actividades diarias preservan la maquinaria viviente.

The Health Reformer, pág. 131.

DIOS dispuso que la maquinaria viviente debía estar en actividad diariamente; porque en esta actividad o movimiento se encuentra su poder preservador.

185. La acción armoniosa de los numerosos componentes del cuerpo humano requiere que cada uno sea ejercitado con regularidad.

Testimonies, tomo 3, pág. 77.

CADA facultad de la mente y cada músculo tiene su trabajo específico, y todos necesitan ser ejercitados para obtener el desarrollo adecuado y retener el vigor de la salud. Cada órgano y músculo tiene una tarea que realizar en el organismo viviente. Cada rueda en la maquinaria debe ser una rueda viviente, activa y que trabaje. Las obras delicadas y maravillosas de la naturaleza necesitan ser mantenidas en movimiento activo para que puedan lograr el objetivo para el cual fueron diseñadas. Cada facultad tiene una influencia sobre las demás, y todas necesitan ser ejercitadas para que se desarrollen apropiadamente. Si se ejercita un músculo del cuerpo más que el otro, el que está en uso aumentará de tamaño y destruirá la belleza y la armonía del desarrollo del sistema. Una variedad de ejercicio pondrá en uso todos los músculos del cuerpo.

186. La mente obtendrá fortaleza y conocimiento

por medio del ejercicio armonioso de los otros órganos.

Testimonies, tomo 3, pág. 77.

DIOS nos ha dado algo que hacer. En el cumplimiento de las diferentes obligaciones que encontramos en nuestro camino, nuestras vidas tendrán utilidad y seremos bendecidos. Los órganos del cuerpo no solamente serán fortalecidos por el ejercicio, sino que la mente también adquirirá vigor y conocimiento mediante la actividad de esos órganos. El ejercicio de un músculo mientras los otros son dejados inactivos, no fortalecerá a los que están en reposo, como tampoco el continuo ejercicio de una de las áreas de la mente fortificará y desarrollará los órganos que no están siendo usados.

187. Los ministros disfrutarían de mejor salud si ejercitaran inteligentemente tanto el cuerpo como la mente.

The Health Reformer, pág. 132.

SI los ministros trabajaran inteligentemente, dándole tanto a la mente como al cuerpo su debida cuota de ejercicio, no serían tan fácilmente víctimas de la enfermedad.

188. Cuando somos jóvenes necesitamos aprender el balance del cuerpo y de la mente.

The Health Reformer, pág. 132.

EL cuerpo humano puede ser comparado con una maquinaria bien ajustada, la cual necesita atención para mantenerse en buen funcionamiento. Una parte no debería ser sometida a un uso y a una presión contínuos, mientras la otra parte se está oxidando por inactividad. Mientras la mente está siendo recargada, los músculos deberían tener su porción de ejercicio. Toda persona jóven debería aprender cuántas horas debe emplear en el estudio y cuántas debería dedicar al ejercicio físico.

189. Se puede prevenir el desequilibrio mental variando el tema de pensamiento y balanceando el ejercicio físico y mental.

La Educación, pág. 205.

EL cerebro que se empeña exclusivamente en una sola línea de pensamiento, a menudo pierde el equilibrio. Pero cada facultad puede ejercitarse sin peligro si se emplean igualmente la capacidad física y mental y si se varían los temas del pensamiento.

190. Los estudiantes que descuidan el ejercicio físico tienen la cabeza caliente y los pies fríos, lo cual conduce a una salud empobrecida.

Healthful Living, pág. 134.

QUÉ gran contraste existe entre los hábitos de un granjero y los del estudiante que descuida el ejercicio físico . . . Su sangre se mueve lentamente; sus pies están fríos; su cabeza caliente. ¿Cómo puede tal persona disfrutar de salud?

191. El ejercicio físico mejora la circulación y de esa manera vigoriza todo el cuerpo.

Joyas de los Testimonios, tomo 1, pág. 420.

SI el ejercicio físico se combinase con el esfuerzo mental, se apresuraría la circulación de la sangre, la acción del corazón sería más perfecta, las impurezas se eliminarían, y todo el cuerpo experimentaría nueva vida y vigor.

192. El equilibrio de la circulación a través del ejercicio beneficia a cada órgano.

Healthful Living, pág. 132.

EL uso apropiado de su fortaleza física, tanto como de las facultades mentales, equilibrará la circulación de la sangre, y mantendrá cada órgano de la maquinaria viviente en buen funcionamiento.

193. El balance de la circulación a través del trabajo útil vigoriza el sistema ayudándole a superar el mal estado de salud.

Healthful Living, pág. 134.

EL trabajo útil ejercitaría los músculos debilitados, vivificaría la sangre paralizada en el sistema, y reavivaría un hígado perezoso para que realice su función. La circulación de la sangre se balancearía, y todo el sistema se vigorizaría ayudando a superar el mal estado de salud.

194. Caminar al aire libre es la mejor forma de preservar la salud, y uno de los medios más eficaces para recuperarla.

Healthful Living, pág. 130.

NO hay ningún ejercicio que resulte tan beneficioso para cada parte del cuerpo como el caminar. La caminata activa al aire libre hará más por las mujeres, para conservarlas en buena salud si se encuentran bien, que ningún otro método. El caminar es también uno de los remedios más eficaces para ayudar al inválido en la recuperación de la salud. Las manos y los pies son ejercitados al igual que las extremidades.

195. Aquellos que tienen cuerpos enfermos, deberían caminar hasta donde sea posible; porque no hay un ejercicio mejor para favorecer la circulación.

Testimonies, tomo 3, pág. 78.

CAMINAR, siempre que sea posible, es el mejor remedio para los cuerpos enfermos, porque mediante este ejercicio se usan todos los órganos del cuerpo. Muchos que dependen de la cura de movimiento, podrían lograr mucho más por la práctica del ejercicio muscular de lo que los movimientos pueden hacer por ellos. En algunos casos la falta de ejercicio afecta los intestinos y los músculos ocasionando que estos se encojan y atrofien, y estos órganos que se han debilitado por falta de uso se fortalecerían mediante el ejercicio. No hay ejercicio que pueda tomar el lugar de caminar. La circulación de la sangre se mejora grandemente por medio de éste.

196. Cultivar la huerta como ejercicio es tanto la obra de Dios como lo es el celebrar reuniones.

Healthful Living, pág. 129.

HERMANOS, cuando tomáis tiempo para cultivar vuestras huertas, obteniendo de esa manera el ejercicio necesario para mantener el sistema en buen funcionamiento, estáis haciendo la obra de Dios tan ciertamente como cuando celebráis reuniones.

197. Si no se pone el corazón en el trabajo, los beneficios del ejercicio no son los mismos.

Healthful Living, pág. 129.

SI se hace efectúa un trabajo sin poner el corazón en éste, es simplemente un trabajo pesado, y no se obtiene el beneficio que podría resultar del ejercicio.

198. El caminar o trabajar en el huerto en la mañana al aire libre es la manera más segura de prevenir muchas enfermedades incluyendo las respiratorias.

Healthful Living, pág. 130.

EL ejercicio en la mañana, caminando al aire libre y vigorizante proveniente del cielo, o cultivando flores, pequeñas frutas y vegetales, es necesario para una circulación saludable de la sangre. Es la más segura prevención contra los resfriados, la tos, la congestión del cerebro y de los pulmones, la inflamación del hígado, de los riñones, y de los pulmones, y cientos de otras enfermedades.

199. Caminar moderadamente después de la comida beneficia la digestión.

Healthful Living, pág. 130.

EL ejercicio ayudará al trabajo de la digestión. Caminar al aire libre después de una comida, manteniendo la cabeza erguida y los hombros hacia atrás será de gran beneficio. La mente será desviada del yo hacia las bellezas de la naturaleza. Cuanto menor sea la atención de la mente hacia el estómago después de una comida, tanto mejor.

200. El ejercicio moderado beneficia la digestión, pero el ejercicio físico o mental pesado inmediatamente después de una comida obstaculiza la digestión.

Testimonies, tomo 2, pág. 413.

MI hermano, su cerebro está embotado. Un hombre que consume la cantidad de comida que Ud. come, debería ser un hombre laborioso. El ejercicio es importante para la digestión y para la condición saludable del cuerpo y de la mente. Ud. necesita ejercicio físico. Se mueve y actúa como si fuera de madera, como si no tuviera elasticidad. Ejercicio activo y saludable es lo que necesita. Esto vigorizará la mente. Ningún estudio ni ejercicio violento debe emprenderse después de una comida completa; esto sería una violación de las leyes del sistema. Inmediatamente después de comer se efectúa una poderosa demanda sobre la energía nerviosa. Se ejercita la fuerza del cerebro para asistir al estómago; de manera que cuando la mente o el cuerpo son fuertemente sobrecargados después de comer, se obstaculiza el proceso de la digestión. La vitalidad del sistema requerida para llevar a cabo una función en una dirección es compelida hacia otro lugar y puesta a trabajar en otra labor.

201. El ejercicio que se necesita para expandir los pulmones y fortalecer la voz prolongará la vida.

Healthful Living, pág. 133.

ATRAVÉS del ejercicio juicioso pueden expandir el pecho y fortalecer los músculos . . . Al prestar atención a la instrucción apropiada y seguir los principios de salud con respecto a la expansión de los pulmones y la cultura de la voz, nuestros jóvenes y señoritas pueden llegar a ser predicadores que pueden ser oídos, y el ejercicio necesario para lograr esto prolongará la vida.

202. El ejercicio al aire libre y la luz del sol beneficia al cuerpo y a la mente, y constituye uno de los mejores regalos de Dios al hombre.

Christian Temperance and Bible Hygiene, pág. 173.

EL ejercicio apropiado al aire libre y bajo el vivificante sol, se encuentra entre las bendiciones más importantes y ricas de Dios al hombre. Le concede forma y fortaleza al organismo físico, y como todos los otros hábitos son iguales, ésta es la manera más segura de prevenir la enfermedad y la decadencia prematura. Siendo que esta es la condición natural del hombre, esto proporciona también optimismo y fortaleza al pensamiento, y la mente mantiene un balance saludable, libre de los extremos que resultan de la vida artificial.

203. La inacción física, al disminuir las facultades mentales y morales, obstaculiza la comunicación del cielo con el hombre.

La Educación, pág. 205.

LA inacción física no sólo disminuye el poder mental sino también el moral. Los nervios cerebrales que ligan todo el organismo constituyen el medio por el cual el cielo se comunica con el hombre y afecta la vida íntima. Cualquier cosa que estorbe la circulación de la corriente eléctrica en el sistema nervioso, debilitando así las facultades vitales y disminuyendo la sensibilidad mental, crea mayores dificultades para despertar la naturaleza moral.

204. Los niños necesitan pasar los primeros ocho a diez años de su vida en el campo o en el jardín, colocando el fundamento para su desarrollo físico.

La Educación, pág. 204.

LOS niños no deberían estar mucho tiempo dentro de las casas; no se les debería exigir que se apliquen con mucho tesón al estudio hasta que se haya echado un buen cimiento para el desarrollo físico. Durante los ocho o diez primeros años de la vida del niño, el campo o el jardín constituyen la mejor aula, la madre, la mejor maestra, y la naturaleza, el mejor libro de texto. Hasta que el niño tenga edad suficiente para asistir a la escuela se debería considerar su salud más importante que el conocimiento de los libros. Debería estar rodeado de las más favorables condiciones para el crecimiento físico y mental.

205. El salón de clases debería combinarse con la actividad física para poder capacitar a las facultades mentales para que funcionen a su más elevada capacidad.

La Educación, pág. 203.

TODO el cuerpo ha sido hecho para la acción y a menos que se mantengan sanas las facultades físicas mediante el ejercicio activo, las facultades mentales no podrán rendir por mucho tiempo su más elevada capacidad. La inacción física que parece casi inevitable en el aula, junto con otras condiciones malsanas, hace de ella un lugar penoso para los niños, especialmente para aquellos de constitución débil.

206. El ejercicio regular al aire libre, combinado con los estudios, mejorará la fortaleza mental y física, y también prevendrá la enfermedad.

La Educación, pág. 204.

NO sólo está el niño en peligro por falta de aire y ejercicio. Tanto en las escuelas superiores como en las elementales, estos requisitos de la salud se descuidan aún ahora con demasiada frecuencia. Más de un alumno lo pasa sentado día tras día en una pieza cerrada, inclinado sobre los libros, con el pecho tan contraído que no puede respirar plena y profundamente; la sangre circula lentamente, los pies se le enfrían y se le calienta la cabeza. Como el cuerpo no recibe suficiente nutrición, se debilitan los músculos y todo el organismo se enerva y enferma. Con frecuencia estos alumnos quedan inválidos para toda la vida. Si hubieran cursado sus estudios en condiciones debidas, haciendo ejercicios regulares al sol y al aire libre, habrían salido de la escuela con más fuerza física y mental.

207. Los estudiantes con tiempo limitado descubrirán que el ejercicio físico los hará más eficientes en sus estudios.

La Educación, pág. 204.

EL estudiante que, disponiendo de tiempo y medios escasos, lucha para obtener una educación, debería comprender que no es tiempo perdido el que se dedica al ejercicio físico. El que escudriña continuamente los libros hallará, al cabo de un tiempo, que la mente ha perdido su frescura. Los que prestan la debida atención al desarrollo físico, harán mayores progresos literarios que los que harían si dedicasen todo el tiempo al estudio.

208. El hacer una cantidad insuficiente de ejercicio físico ocasiona que el cerebro permanezca congestionado, disminuyendo el dominio propio, y de esa manera siendo la mayor causa de la presente corriente de corrupción.

La Educación, pág. 205.

EL estudio excesivo, al hacer aumentar la afluencia de sangre al cerebro, crea una excitabilidad mórbida que tiende a disminuir el poder del dominio propio, y con demasiada frecuencia da preponderancia al impulso o al capricho. De este modo se abre la puerta a la impureza. El uso indebido o la falta de uso de las facultades físicas es, en gran parte la causa de la corriente de corrupción que se extiende por el mundo. "la soberbia, la hartura de pan y el reposo próspero" son enemigos tan fatales del progreso humano en esta generación, como cuando causaron la destrucción de Sodoma.

209. Los maestros deberían enseñar a sus alumnos que el ejercicio físico es esencial para el pensar recto y para la pureza de pensamiento.

La Educación, pág. 205.

LOS maestros deberían comprender estas cosas e instruir a los alumnos en estos ramos. Enséñesele a los estudiantes que la vida recta depende del pensar recto y que la actividad física es esencial para la pureza del pensamiento.

210. Los ejercicios de gimnasio deben tener cuidadosa supervisión.

La Educación, págs. 205–206.

CON frecuencia se encuentran perplejos los maestros ante la cuestión de la recreación apropiada para sus alumnos. Los ejercicios gimnásticos son útiles en muchas escuelas, pero si no hay una vigilancia cuidadosa, son llevados a menudo al exceso. Muchos jóvenes, por hacer despliegue de fuerza en el gimnasio, se han dañado para toda la vida.

211. El trabajo útil al aire libre, combinado con los estudios, es más beneficioso que el ejercicio gimnástico, y hace que éste sea innecesario.

Healthful Living, pág. 28.

CUANDO el trabajo útil se combina con el estudio, no se necesita el ejercicio gimnástico; y se obtiene mucho mayor beneficio del trabajo al aire libre que del ejercicio en el interior. Tanto el granjero como el mecánico hacen ejercicio físico; sin embargo, el granjero es el más saludable de los dos, porque nada menos que el aire vigorizante y el sol puede suplir completamente las necesidades del sistema. El granjero ejecuta en su labor todos los movimientos que jamás se hayan practicado en el gimnasio. Y su esfera de acción es el campo abierto; la bóveda celeste es su techo, la tierra sólida es su piso.

212. Cuando los maestros se apartan del plan de Dios para el ejercicio—el trabajo práctico y útil— éste se compara con los días de Noé.

Spalding Magan, pág. 70.

ESTABA dirigiéndome a los maestros con un mensaje de reproche. Todos los maestros necesitan ejercicio, un cambio de ocupación. Dios ha señalado lo que ésta debe ser: trabajo útil y práctico; pero os habéis apartado del plan divino para seguir las invenciones humanas en detrimento de lo espiritual. Ni una jota ni un tilde de las consecuencias de una educación tal os capacitará para enfrentar los severos conflictos de los últimos días. ¿Qué clase de educación están recibiendo nuestros maestros y estudiantes? ¿Ha diseñado y planeado Dios esta clase de ejercicio para vosotros, o ha sido introducido por invenciones e imaginaciones humanas? Cómo se prepara la mente para la contemplación y la meditación, para los pensamientos serios, y para la oración sincera y contrita, proveniente de corazones subyugados por el Espíritu de Dios. "Mas como en los días de Noé, así será la venida del Hijo del Hombre." "Y vio Jehová que la maldad de los hombres era mucha en la tierra, y que todo designio de los pensamientos del corazón de ellos era de continuo solamente el mal."

213. El ejercicio mejor conducido en un gimnasio no puede compararse con los beneficios de la recreación al aire libre; y los deportes en general tienen una influencia perturbadora.

La Educación, pág. 206.

EL ejercicio en el gimnasio, por bien dirigido que sea, no puede sustituir a la recreación al aire libre, para la cual deberían proveer más oportunidades nuestras escuelas. Los alumnos deben hacer ejercicio vigoroso. Pocos males deben ser más temidos que la indolencia y la falta de propósito. Sin embargo, la tendencia de la mayor parte de los deportes atléticos es causa de preocupación para los que se interesan por el bienestar de la juventud. Los maestros se sienten turbados al considerar la influencia que tienen estos deportes, tanto sobre el progreso del estudiante en la escuela como sobre su éxito en la vida ulterior. Los juegos que ocupan una parte tan grande de su tiempo, apartan su mente del estudio. No contribuyen a preparar a la juventud para la obra práctica y seria de la vida. Su influencia no tiende hacia el refinamiento, la generosidad, o la verdadera virilidad.

214. Los juegos de fútbol son comparados con la experiencia de los hijos de Israel en el Sinaí, cuando se levantaron a jugar.

Spalding Magan, pág. 69.

QUÉ esfuerzo ha hecho nuestra juventud para regresar al Señor? ¿Acaso ha sido como el pueblo de Israel en esa ocasión solemne registrada en el libro de Éxodo? Moisés había subido al monte para recibir las instrucciones del Señor, y toda la congregación debió haber manifestado una actitud humilde ante Dios; pero en lugar de eso, comieron y bebieron y se levantaron a jugar. ¿Ha habido una experiencia similar en Battle Creek? ¿No han perdido muchos su confianza en Dios? ¿Al sustituir el ejercicio por el juego de fútbol han sido los participantes conducidos a una relación más íntima con Dios?

215. Los deportes intensamente absorbentes constituyen la trampa de Satanás para lograr que en el cielo se nos llame "amantes de los deleites más que de Dios".

Spalding Magan, págs. 69–70.

EN las visiones de la noche, me han sido dados mensajes para vosotros en Battle Creek y para todas nuestras escuelas. A pesar de que es parte del plan de Dios que las facultades físicas sean entrenadas al igual que las mentales, sin embargo, el ejercicio físico debería ser de una naturaleza que esté en armonía con las lecciones dadas al mundo, las cuales se deberían manifestar en la vida de los cristianos, de modo que en la educación y en el entrenamiento propio, las inteligencias celestiales no tengan que registrar en los libros que los estudiantes y los maestros en nuestras escuelas son "amantes de los deleites más que de Dios". De esa manera, Satanás y sus ángeles están colocando las trampas para vuestras almas, y él está trabajando de tal manera en los maestros y alumnos para inducirlos a envolverse en ciertos ejercicios y entretenimientos que se vuelven intensamente absorbentes, pero que son de una naturaleza que fortalecen las tendencias carnales y crean apetitos y pasiones que tomarán el control y contrarrestarán la obra del Espíritu Santo de Dios sobre el corazón humano.

216. Los maestros no están en la obra de Dios para inventar juegos que rebajan lo sagrado al nivel de lo común.

Spalding Magan, pág. 70.

QUÉ les ha dicho a vosotros el Espíritu Santo? ¿Cuál era su poder sobre vuestros corazones durante la Asociación General y la asociación en otros estados? ¿Habéis sido especialmente cuidadosos? Han considerado los maestros en nuestras escuelas que han de ser cuidadosos: Si Dios los ha nombrado como educadores de la juventud, ellos también son "supervisores del rebaño". No se encuentran en la obra educativa para inventar ejercicios y juegos para (o con los cuales) entrenar a los alumnos; no se encuentran allí para rebajar las cosas sagradas al nivel de lo común.

217. Muchos inválidos no mejorarán hasta que no se sobrepongan a sus dolores y temores y se dediquen a una labor útil.

Testimonies, tomo 3, pág. 76.

MILES de personas están enfermas y moribundas a nuestro alrededor, las cuales podrían recuperarse y vivir si quisieran; pero su imaginación las mantiene cautivas. Temen que van a empeorar si trabajan o se ejercitan, cuando éste es precisamente el cambio que necesitan para sanar. Sin esto nunca podrán mejorar. Deberían ejercitar la fuerza de la voluntad, sobreponerse a sus dolores y debilidad, emprender una tarea útil y olvidarse de que tienen espaldas, caderas, pulmones y cabezas adoloridas. El descuido en ejercitar todo el cuerpo, o una parte de éste, acarreará condiciones mórbidas. La falta de actividad en cualquiera de los órganos del cuerpo causará que los músculos disminuyan de tamaño y fortaleza, y hará que la sangre fluya lentamente a través de los vasos capilares.

Si hay deberes que llevar a cabo en vuestra vida doméstica, no penséis que sea posible realizarlos si no es dependiendo de otros. Algunas veces os resulta terriblemente inconveniente obtener la ayuda que necesitáis. A menudo gastáis el doble de la energía que se necesita para realizar la labor, planeando y buscando a alguien que la realice por vosotros. Si tan sólo tomaráis la decisión de cumplir con esas pequeñas obligaciones por vosotros mismos, seríais bendecidos y fortalecidos por medio de ello, y vuestra influencia en la causa de Dios sería mayor.

218. No se puede tener la mejor salud sin una excelente circulación, y esto es imposible sin el ejercicio al aire libre.

Testimonies, tomo 2, pág. 525.

LA razón principal, si bien no es la única, por la cual muchos se vuelven inválidos, es que la sangre no circula libremente, y los cambios en el líquido vital, que son necesarios para la salud y la vida, no se realizan. No le han proporcionado ejercicio a sus cuerpos ni alimento a sus pulmones, lo cual es el aire puro y fresco; por lo tanto, es imposible que la sangre sea revitalizada, y ésta prosigue su rumbo lentamente a través del sistema. Mientras más nos ejercitamos, mejor será la circulación de la sangre. Más personas mueren por falta de ejercicio que por excesiva fatiga; son muchas más las que se oxidan que las que se gastan. Aquellos que se acostumbran a practicar el ejercicio adecuado al aire libre disfrutan generalmente de una excelente y vigorosa circulación. Dependemos más del aire que respiramos que del alimento que ingerimos. Hombres y mujeres, jóvenes y adultos, que desean la salud, y que disfrutan de la vida activa, deberían recordar que no pueden obtener esos beneficios sin tener una buena circulación.

219. Si es posible, los inválidos deben hacer ejercicio para recuperar tanto el ánimo como la salud.

Testimonies, tomo 2, pág. 526.

ALGUNOS inválidos se vuelven voluntariosos acerca de este asunto y se niegan a ser convencidos de la gran importancia del ejercicio diario al aire libre, a través del cual pueden obtener una dosis diaria de aire puro. Por miedo a enfriarse, persisten, año tras año en hacer su voluntad y en vivir en una atmósfera casi destituída de todo elemento vigorizante. Es imposible para esta clase de personas tener una circulación saludable. Todo el sistema sufre por falta de ejercicio y aire puro. La piel se debilita y se vuelve más sensible a cualquier cambio en la atmósfera. Se usa ropa adicional, y se aumenta el calor de las habitaciones. Al día siguiente necesitan un poquito más de calor y un poco más de ropa para sentirse cómodos, y de esa manera, acomodan cada cambio que perciben en la temperatura de su cuerpo hasta que tienen muy poco vigor para soportar el frío. Algunos pueden preguntar: "¿Qué podemos hacer?" ¿Tenemos que padecer de frío? Si se añade más ropa ha de ser muy poca, y se debe practicar ejercicio, si es posible para recuperar el calor necesario. Si de ninguna manera podéis practicar ejercicio activo, calentáos cerca del fuego; pero tan pronto como entréis en calor, despojáos de la ropa adicional y apartáos del fuego. Si aquellos que pueden, emplearan el tiempo en alguna labor que desviara la atención de sí mismos, olvidarían que sentían frío y no sufrirían ningún daño. Para los inválidos que tienen pulmones débiles, nada puede ser peor que una atmósfera recalentada.

220. El ejercicio activo al aire libre mejora la circulación de los órganos congestionados, dirigiendo la sangre hacia la superficie y esto restaurará la salud de muchos inválidos.

Testimonies, tomo 2, pág. 530.

MUCHOS trabajan bajo la errónea impresión de que si se han expuesto al frío, deben cuidadosamente impedir la entrada del aire y aumentar la temperatura de sus habitaciones hasta que éstas están excesivamente calientes. El sistema puede estar afectado, los poros cerrados a causa de los desechos del cuerpo y los órganos internos un poco inflamados, porque la sangre ha sido ahuyentada de la superficie por el frío y lanzada sobre ellos. En este momento, más que nunca, los pulmones no deberían ser privados del aire fresco. Si alguna vez se necesita el aire puro, es cuando una parte del cuerpo, como los pulmones o el estómago, están enfermos. El ejercicio prudente estimularía la sangre hacia la superficie, y de esa manera aliviaría los órganos internos. El ejercicio vigoroso, pero no violento, practicado al aire libre, con un espíritu alegre, promoverá la circulación, proporcionándole a la piel un color saludable, y enviando hacia las extremidades, la sangre vitalizada por el aire puro. El estómago enfermo encontrará alivio mediante el ejercicio. Frecuentemente los médicos le aconsejan a los inválidos una visita a países extranjeros, que vayan a los manantiales, o que naveguen por el océano, a fin de recuperar la salud; cuando, en nueve de cada diez casos, si comieran temperamente y practicaran ejercicio saludable con un espíritu alegre, recobrarían la salud y ahorrarían tiempo y dinero. El ejercicio, y un uso abundante del aire y del sol—bendiciones que el Cielo otorga a todos gratuitamente—conferirían vida y fortaleza a los atrofiados inválidos.

221. La fatiga y el dolor después de ejercitar músculos que previamente no se habían usado mucho es la evidencia de que éstos están volviendo a la vida.

Testimonies, tomo 3, pág. 78.

AQUELLOS que son débiles y perezosos, no deberían ceder a la inclinación de estar inactivos, privándose de esa manera del aire y del sol, sino que deben practicar el ejercicio al aire libre, caminando o trabajando en el jardín. Se sentirán muy cansados, pero esto no les hará daño. Mi hermana, Ud. experimentará fatiga, sin embargo, no le hará mal; su descanso será más dulce después de ello. La inactividad debilita los órganos que no se ejercitan. Y cuando estos órganos se usan, se experimenta dolor y cansancio, porque los músculos se han debilitado. No es una buena práctica descuidar el uso de ciertos músculos porque se siente dolor cuando se los ejercita. Frecuentemente lo que causa el dolor es el esfuerzo de la naturaleza para impartir vida y energía a aquellas partes que se han inmovilizado parcialmente a causa de la inactividad. El movimiento de estos músculos que han estado sin uso por largo tiempo causará dolor, porque la naturaleza los está volviendo a la vida.

222. Inválidos, apartad el pensamiento de vosotros mismos, probad el ejercicio útil y os convenceréis de sus beneficios.

Testimonies, tomo 2, pág. 534.

INVÁLIDOS, os aconsejo que os arriesguéis. Despertad vuestra fuerza de voluntad, y al menos haced un esfuerzo en este sentido. Desviad vuestros pensamientos y afectos de vosotros mismos. Caminad por fe. ¿Os sentís inclinados a centrar vuestros pensamientos en vosotros mismos, temiendo hacer ejercicio, y temiendo que si os exponéis al aire perderéis vuestras vidas; resistid esos pensamientos. No cedáis a vuestra imaginación enfermiza. Si fracasáis en la prueba, solamente moriréis. ¿Y qué pasará si morís? Es mejor perder una vida a que muchas sean sacrificadas. Los caprichos y conceptos que acariciáis no sólo están destruyendo vuestras vidas, sino que están perjudicando a aquellos cuyas vidas son de más valor que las vuestras. Pero la línea de acción que recomendamos no os privará de la vida ni os hará daño. Recibiréis beneficio de ésta. No necesitáis precipitaros ni ser imprudentes; comenzad con moderación a recibir más aire y ejercicio, y continuad vuestra reforma hasta que lleguéis a ser útiles, una bendición para vuestras familias y para todos a vuestro alrededor. Debéis considerar que el ejercicio, el sol y el aire son las bendiciones que el Cielo ha provisto para dar salud a los enfermos y para preservar la salud de los que están sanos. Dios no os priva de estas bendiciones gratuitas otorgadas por el Cielo, pero os habéis castigado a vosotros mismos al cerrarle vuestras puertas. Usados apropiadamente, estos sencillos y sin embargo poderosos agentes, ayudarán a la naturaleza a vencer las verdaderas dificultades, si es que éstas existen, y darán un vigor saludable a la mente y fortaleza al cuerpo.

Los Verdaderos Remedios—VI
La Dieta Apropiada

223. La dieta apropiada es un asunto moral.

Healthful Living, pág. 76.

LA dieta afecta tanto la salud física como la espiritual.

224. La dieta afecta la calidad y la eficiencia de nuestra utilidad en la vida.

Healthful Living, pág. 78.

ES mi dieta de tal naturaleza que me coloque en una posición en la cual yo pueda lograr la mayor cantidad de bien?

225. La dieta escogida por Dios para nosotros y que consiste en granos, frutas, nueces y vegetales, es la más saludable.

Consejos sobre el Régimen Alimenticio, pág. 95.

LOS cereales, las frutas carnosas, los frutos oleaginosos, las legumbres y las hortalizas constituyen el alimento escogido para nosotros por el Creador. Preparados del modo más sencillo y natural posible, son los comestibles más sanos y nutritivos. Comunican una fuerza, una resistencia y un vigor intelectual que no pueden obtenerse de un régimen alimenticio más complejo y estimulante.

226. La leche y la crema también pueden ser parte de la dieta más saludable.

Healthful Living, pág. 78.

LAS frutas, los cereales y los vegetales, preparados en forma sencilla, libre de especias y de grasa de ninguna clase, constituyen, con la leche y la crema, la dieta más saludable. Imparten una nutrición al cuerpo, y dan una resistencia y un vigor al intelecto que una dieta estimulante no produce.

227. Providencialmente, cada país tiene una variedad de alimentos adecuados para una nutrición apropiada.

Consejos sobre el Régimen Alimenticio, pág. 112.

EN la providencia de Dios, todo país produce artículos de alimentación que contienen la nutrición necesaria para edificar el organismo.

228. Los artículos de alimentación más saludables varían de uno a otro individuo.

Healthful Living, pág. 78.

NO todas las personas pueden comer lo mismo. Algunos artículos de alimentación que son saludables y apetitosos para una persona pueden hacerle daño a otra. De manera que no es posible hacer una regla invariable por la cual regular los hábitos dietéticos de todos.

229. El estómago debería tener períodos de descanso entre las comidas.

Healthful Living, pág. 84.

NUNCA se debería tomar una segunda comida hasta que el estómago haya tenido tiempo para descansar de la labor de digerir la comida anterior.

230. Debería haber por lo menos cinco horas entre las comidas.

Healthful Living, pág. 82.

DEBE prestarse cuidadosa atención al estómago . . . Después que éste ha realizado su labor con una comida, no amontonéis más trabajo sobre éste antes de que haya tenido la oportunidad de descansar, y antes de que se haya hecho provisión de una cantidad suficiente de jugo gástrico. Deberían esperarse por lo menos cinco horas entre cada comida, y tened siempre en cuenta que si lo probáis, encontraréis que dos comidas son mejores que tres.

231. Dos comidas al día son mejores para la mayoría de las personas, pero si fuere necesario, se puede tomar una tercera que sea ligera.

Healthful Living, pág. 82.

LA mayoría de las personas disfrutan de mejor salud al comer dos comidas al día en vez de tres, otras, bajo ciertas circunstancias en su vida, pueden requerir algo de comer a la hora de la cena; pero esta comida debe ser muy ligera. Que nadie piense que puede constituirse en la norma para todos, y que todo el mundo debe hacer exactamente lo que él hace.

232. La tercera comida nunca debería ser fuerte, y la mayoría de las personas serían más saludables si la evitaran del todo.

Healthful Living, pág. 82.

ES una costumbre muy común entre la gente del mundo el comer tres veces al día, aparte de comer a intervalos regulares entre las comidas y la última comida es generalmente la más pesada, y se toma a menudo antes de retirarse. Esto es invertir el orden natural; una comida fuerte nunca debe tomarse tan tarde en el día. Si esas personas cambiaran ese hábito, y comieran solamente dos comidas al día, y nada entre comidas, ni siquiera una manzana, una nuez o cualquier clase de fruta, el resultado sería un buen apetito y una gran mejoría en la salud.

233. La hora de las comidas ha de ser agradable y una ocasión llena de gratitud.

Healthful Living, pág. 85.

A LA hora de las comidas echad a un lado las preocupaciones y los pensamientos agotadores. No estéis apresurados, sino comed lentamente y con alegría, teniendo vuestros corazones llenos de gratitud hacia Dios por sus bendiciones.

234. Escoged sabiamente, pedid la bendición de Dios, y no os preocupéis acerca del efecto de vuestros alimentos.

Healthful Living, pág. 85.

ALGUNOS reformadores de la salud se preocupan constantemente por miedo a que su comida, aunque sencilla y saludable, les haga daño. Permitidme deciros: No penséis que vuestra comida os hará daño; sino que cuando hayáis comido de acuerdo a lo mejor de vuestro sentido común, y hayáis pedido la bendición de Dios para vuestros alimentos, creed que él ha escuchado vuestra oración, y estad en paz.

235. Por el bien de vuestra salud física y espiritual, comed despacio, y si vuestro tiempo es limitado, comed menos.

Healthful Living, pág. 86.

PARA poder tener una digestión saludable, la comida debe comerse lentamente. Los que desean evitar la dispepsia, y los que se dan cuenta de su obligación de mantener todas sus facultades en una condición que los habilite para rendir el mejor servicio a Dios, harán bien en recordar esto. Si vuestro tiempo es limitado, no engulláis vuestros alimentos, comed menos, y comedlo despacio.

236. Comer lentamente aumenta la satisfacción del gusto, y mediante una mejor combinación con la saliva, se incrementa la nutrición recibida.

Healthful Living, pág. 86.

COMED lentamente, y permitid que la saliva se mezcle con los alimentos. Mientras más líquido se tome con las comidas, más difícil será digerir los alimentos . . . El beneficio que sacáis de vuestra comida no depende tanto de la cantidad que coméis, como de su completa digestión, tampoco se recibe la satisfacción del gusto por la cantidad de comida que se ingiere sino por el tiempo que ésta permanece en la boca.

237. El líquido ingerido con las comidas disminuye la saliva, y si éste es frío, detiene la digestión hasta que el estómago calienta el fluido.

Healthful Living, pág. 89.

TOMADA con las comidas, el agua disminuye el flujo de las glándulas salivares; y mientras más fría ésta sea, más daño hará al estómago. El agua o limonada helada, tomada con las comidas, detendrá la digestión hasta que el sistema le haya impartido suficiente calor al estómago para habilitarlo para que prosiga su labor.

238. El agua pura es la única bebida necesaria; pero si ésta, o cualquier otro fluido, se toma con las comidas, debe ser absorbido antes de que la digestión pueda completarse.

Healthful Living, pág. 89.

LA comida no debe tragarse con líquido; no se necesita ninguna bebida con las comidas. Comed despacio, y permitid que la saliva se mezcle con la comida. Mientras más líquido se vierta en el estómago con las comidas, más difícil será la digestión de los alimentos; porque el líquido debe absorberse primero . . . Las bebidas calientes debilitan; y además, aquellos que se complacen en su uso, se convierten en esclavos del hábito . . . No consumáis sal en exceso; renunciad a las encurtidos (*pickles????) en vinagre; mantened la comida picante fuera de vuestro estómago; comed fruta con vuestras comidas, y la irritación que os hace desear tanto líquido cesará. Pero si se necesita algo para calmar la sed, el agua, tomada uno poco antes o después de las comidas, es todo lo que la naturaleza requiere . . . El agua es el mejor líquido para limpiar los tejidos.

239. Es aconsejable echarle algo tibio al estómago para el desayuno, porque la comida fría requiere más vitalidad digestiva para poner los alimentos a la temperatura del cuerpo.

Testimonies, tomo 2, pág. 603.

ACONSEJARÍA a todos que tomaran algo tibio por lo menos cada mañana. Podéis hacer esto sin mucho trabajo. Podéis preparar gachas (masa) de graham. Si la harina de graham es demasiado gruesa, la podéis colar, y mientras todavía está caliente, añadirle leche. Esto hará un plato muy apetitoso y saludable para el campamento. Y si vuestro pan está seco, partirlo dentro del cereal y lo disfrutaréis. No apruebo que se coma mucha comida fría, en razón a que se deberá tomar fuerza vital del sistema para calentar la comida hasta que ésta llegue a tener la misma temperatura del estómago, antes de que la digestión pueda llevarse a cabo. Otro plato muy sencillo y saludable son las habichuelas (frijoles) hervidas u horneadas. Diluid una parte de su crema en agua, añadid leche o crema, y haced un caldo; podéis usar el pan como en el caso del cereal de graham.

240. Se necesita energía nerviosa del cerebro para liberarse de la fermentación de la excesiva comida que se come.

Healthful Living, pág. 87.

SI se ingiere más comida de la que se puede digerir y asimilar, la acumulación de alimento se fermenta en el estómago, causando mal aliento, y mal sabor en la boca. Las fuerzas vitales se agotan en el esfuerzo de liberarse del exceso de materia, y se roba al cerebro de fuerza nerviosa.

241. Una dieta bien regulada y nutritiva, preparada con la familia, y no sólo los visitantes en mente, es muy beneficiosa.

Testimonies, tomo 2, pág. 485.

UNA familia en particular ha necesitado todos los beneficios que podía recibir de la reforma en la dieta, sin embargo esa misma familia se ha apartado por completo. Ha hecho un uso liberal de la carne y de la mantequilla, y las especias no han sido completamente descartadas. Esta familia hubiera podido recibir un gran beneficio de una dieta nutritiva y bien regulada. El jefe de ella necesitaba comida sencilla y nutritiva. Sus hábitos eran sedentarios, y su sangre se movía perezosamente por su sistema. Él no podía, como otras personas, tener el beneficio de ejercicio saludable; por lo tanto, su comida debió haber sido de la calidad adecuada y tomada en la cantidad apropiada. En esta familia no ha habido la debida organización con respecto a la dieta; y ha habido irregularidad. Debió haber habido un tiempo específico para cada comida, y la comida debió haberse preparado en una forma sencilla, libre de grasa, haciendo el esfuerzo de que ésta fuera nutritiva, saludable y apetitosa. En esta familia, tal como en muchas otras, se ha hecho un despliegue especial para los visitantes; muchos de los platos preparados son a menudo demasiado sazonados, de manera que los que se sientan a la mesa son tentados a comer en exceso. Por otra parte, en la ausencia de visitantes, había un gran cambio, un marcado empobrecimiento en las preparaciones llevadas a la mesa. La dieta era frugal y carente de nutrición. No se la consideraba importante cuando se trataba de "ellos solamente." Las comidas frecuentemente se tomaban a destiempo y cogían lo que encontraban a mano en la cocina. Cada miembro de la familia sufrió daño a causa de la mala organización. Es un pecado que cualquiera de nuestras hermanas haga grandes preparativos para los visitantes y al mismo tiempo dañe a su propia familia mediante una dieta tan mezquina que no alcance a nutrir el sistema.

242. El comer en exceso, aun de los alimentos saludables es glotonería, y debilita las energías del alma.

Testimonies, tomo 2, pág. 412.

MI hermano, Ud. está lejos de Dios; se encuentra en un estado de rebelión. No posee una noble valentía moral. Ud. cede a sus propios deseos en lugar de negar el yo. Buscando la felicidad, ha asistido a lugares de entretenimiento, los cuales Dios no aprueba, y al hacerlo ha debilitado su propia alma. Mi hermano, Ud. tiene mucho que aprender. Complace su apetito al comer más de lo que su sistema puede convertir en buena sangre. Es un pecado el ser intemperante en cuanto a la cantidad de comida que se come, aunque la calidad de ésta no sea objetable. Muchos piensan que si no comen carne ni los artículos alimenticios más dañinos, pueden comer la comida sencilla hasta llegar al punto en que no pueden comer más. Esto es un error. Muchos profesos reformadores de la salud no son sino glotones. Le imponen al sistema digestivo una carga tan grande que la vitalidad del sistema se agota en el esfuerzo de librarse de ella. Ésto tiene también una influencia depresora sobre el intelecto, porque la energía nerviosa del cerebro deber ser usada para asistir al estómago en su labor. Comer en exceso, aun de los alimentos más sencillos, embota los sensitivos nervios del cerebro y debilita su vitalidad. Comer excesivamente tiene un efecto peor sobre el sistema que trabajar demasiado; las energías del alma son agotadas más a menudo a causa del excesivo comer que por el trabajo intemperante.

243. El exceso de comida puede causar obesidad, o puede causar delgadez.

El Ministerio de Curación, págs. 183–184.

UNOS engordan porque su organismo está recargado; otros adelgazan y se debilitan porque sus fuerzas vitales se agotan en la tarea de eliminar los excesos de comida.

244. El sistema se obstruye a causa de la comida excesiva y extrae menos nutrientes que cuando una menor cantidad de comida es ingerida.

Testimonies, tomo 2, pág. 412.

LOS órganos digestivos nunca deberían ser recargados con una cantidad y calidad de alimento que agote el sistema al tratar de asimilarlo. Todo lo que se echa en el estómago por encima de lo que el sistema puede convertir en buena sangre, obstruye la maquinaria; porque no puede convertirse en músculo o en sangre, y su presencia recarga al hígado y produce una condición mórbida en el sistema. El estómago es sobrecargado en sus esfuerzos para liberarse de ello, y se experimenta una sensación de languidez, la cual se supone que es hambre; y sin permitir a los órganos digestivos tiempo para descansar de su tremenda labor, y recuperar sus energías, otra cantidad inmoderada es echada en el estómago, poniendo nuevamente en movimiento la agotada maquinaria. El sistema recibe menos nutrición de una cantidad excesiva de alimento, aunque ésta sea de la calidad apropiada, que de una cantidad moderada tomada en períodos regulares.

245. El ejercicio excesivo ayuda a contrarrestar algunos de los efectos del exceso en el comer.

Joyas de los Testimonios, tomo 1, pág. 420.

LOS predicadores, maestros y alumnos no se enteran como debieran de la necesidad del ejercicio al aire libre. Descuidan este deber, que es de lo más esencial para la conservación de la salud. Se aplican detenidamente al estudio de los libros, e ingieren la alimentación de un trabajador manual. Con tales hábitos, algunos adquieren corpulencia porque el organismo está obstruido. Otros enflaquecen y se debilitan, porque sus fuerzas vitales se agotan con el trabajo de desechar el exceso de alimentos; el hígado se recarga y le es imposible eliminar las impurezas de la sangre; y la enfermedad es el resultado. Si el ejercicio físico se combinace con el mental, se apresuraría la circulación de la sangre, la acción del corazón sería más perfecta, las impurezas se eliminarían, y todo el cuerpo experimentaría nueva vida y vigor.

246. La comida excesivamente caliente tiende a debilitar el estómago.

Healthful Living, pág. 91.

LA comida muy caliente no debería introducirse en el estómago. Las sopas, los pudines, y otros artículos de la misma clase, son a menudo comidos demasiado calientes, y como consecuencia el estómago se debilita. Dejad que se enfríen a medias antes de comerlos.

247. La fruta madura y sana, proviene del Señor.

Healthful Living, pág. 71.

LA fruta buena, madura y sana es algo por lo que deberíamos dar gracias al Señor, porque es beneficiosa para la salud.

248. El pan leudado, caliente, es difícil de digerir.

Healthful Living, pág. 80.

EL pan leudado caliente de cualquier clase es difícil de digerir.

249. El pan debe estar bien horneado y nunca debe ser agrio, pesado o hecho con leche.

Healthful Living, pág. 80.

EL pan nunca debería tener ni la más mínima partícula de acidez. Debería hornearse hasta que esté bien cocido. De esa manera se evitará toda suavidad y pegajosidad . . . No debería usarse leche en lugar de agua en la confección del pan. Todo esto es un gasto adicional y no es saludable. Si el pan hecho de esta manera es dejado afuera en un clima cálido, al partirse luego, se verán con frecuencia largos hilos, como los de las telas de arañas. Esa clase de pan ocasiona una rápida fermentación en el estómago . . . Toda ama de casa debería considerar un deber aprender a hacer un pan bueno y dulce en la forma más económica, y la familia debería negarse a tener en la mesa pan que sea pesado y agrio, porque es dañino a la salud.

250. Nunca deberían comerse panecillos calientes, hechos con polvo de hornear.

Healthful Living, pág. 81.

LOS panecillos calientes, leudados con soda o con polvo de hornear, nunca deberían ser servidos en nuestras mesas. Tales compuestos son inadecuados para entrar en el estómago.

251. Los panecillos de soda calientes con mantequilla, son un abuso contra los órganos digestivos.

Healthful Living, pág. 95.

LOS panecillos calientes a base de soda son a menudo untados con mantequilla, y comidos como una dieta especial; sin embargo, los frágiles órganos digestivos no pueden menos que sentir el abuso que se les impone.

252. Se crea un malestar cuando se come una gran variedad de alimentos en una misma comida.

Healthful Living, pág. 82.

NO es bueno ingerir una gran variedad de alimento en una sola comida. Cuando una variedad de alimentos que no se complementan se amontonan en el estómago en una misma comida, ¿qué más podremos esperar sino que se origine un malestar?

253. Tened una comida de pan y fruta y otra de vegetales, y evitad la combinación de huevos, leche y azúcar.

Healthful Living, pág. 82.

ACONSEJO a la gente a que abandone los pudines dulces y los flanes hechos con huevos, leche y azúcar, y a comer el mejor pan hecho en casa, tanto graham como blanco, con frutas secas o verdes, y a dejar que ese sea el único plato de una comida; y que la próxima comida sea de vegetales bien preparados.

254. Para tener mejor salud, evitad el comer vegetales y frutas en la misma comida, especialmente si el estómago es delicado.

Healthful Living, pág. 82.

SI hemos de preservar la mejor salud, debemos evitar comer vegetales y frutas en la misma comida. Si el estómago es delicado, habrá malestar, el cerebro se confundirá y será incapaz de hacer algún esfuerzo mental. Ingerid frutas en una comida y vegetales en la otra.

255. Cuando la madre sirve comida inapropiada, es más difícil despertar la sensibilidad moral de los niños, e imposible para ellos el perfeccionar un carácter cristiano.

Christian Temperance and Bible Hygiene, pág. 46.

ES imposible para aquellos que dan rienda suelta a su apetito el lograr la perfección cristiana. La sensibilidad moral de vuestros niños no puede ser despertada fácilmente, a menos que seáis cuidadosos en la selección de sus alimentos. Muchas madres ponen una mesa que constituye una trampa para su familia. Carne, mantequilla, queso, ricos pasteles, y comidas condimentadas con especias son consumidos liberalmente por adultos y niños. Esas cosas hacen su obra en trastornar el estómago, excitando los nervios y debilitando el intelecto. Los órganos productores de sangre no pueden convertir esas cosas en sangre de buena calidad. La grasa cocinada en la comida hace que ésta sea difícil de digerir. El efecto del queso es dañino. El pan hecho con harina refinada no le imparte al organismo la nutrición que se encuentra en el pan de trigo entero. Su uso habitual no mantendrá el sistema en la mejor condición. Las especias primeramente irritan el suave tejido del estómago, y finalmente destruyen la fina sensibilidad de esta delicada membrana. La sangre se vuelve afiebrada, las propensiones animales se despiertan, mientras que las facultades morales e intelectuales se debilitan y se vuelven siervas de las pasiones bajas. La madre debería aprender a poner una dieta sencilla pero nutritiva ante su familia.

256. Los condimentos y especias causan un estímulo temporal de la digestión, seguido por depresión.

Healthful Living, pág. 92.

LOS condimentos y las especias, usados en la preparación de la comida para la mesa, ayudan a la digestión en la misma manera en la que el té, el café, y el licor están supuestos a ayudar al obrero a realizar su tarea. Después que los efectos inmediatos pasan, aquellos que los usan caen muy por debajo del nivel al cual fueron elevados por el uso de estas sustancias estimulantes. El sistema se debilita, la sangre se contamina, y el resultado seguro es inflamación. Cuanto menos frecuentemente los condimentos y los postres sean colocados en nuestras mesas, tanto mejor será para todos los que participan de los alimentos.

257. La carne, las comidas suculentos, y una dieta empobrecida, fabrican una sangre de mala calidad.

Joyas de los Testimonios, tomo 1, pág. 189.

INGERIDAS como alimento las carnes perjudican a la sangre. Al cocinar carnes con muchos condimentos, y al comerlas con pasteles y tortas suculentas, se obtiene sangre de mala calidad. El organismo está demasiado recargado para asimilar esa clase de alimentos. Los pasteles de carne y los encurtidos, que nunca debieran hallar cabina en un estómago humano, proporcionarán una sangre de pésima calidad. Y un alimento de mala clase, cocinado en forma impropia y en cantidad insuficiente, no puede formar buena sangre. Los alimentos suculentos a base de carne y un régimen empobrecido producirán los mismos resultados.

258. Grandes cantidades de leche y azúcar, ingeridos juntos son perjudiciales.

Joyas de los Testimonios, tomo 1, pág. 189.

ACERCA de la leche y el azúcar, diré lo siguiente: Conozco personas que se han asustado por la reforma pro salud, y han dicho que no querían saber nada de ella, porque hablaba contra el uso copioso de estas cosas. Los cambios deben hacerse con gran cuidado; y debemos obrar cautelosa y sabiamente. Necesitamos seguir una conducta que nos recomiende a los hombres y mujeres inteligentes del país. Las grandes cantidades de leche y azúcar ingeridas juntas son perjudiciales. Comunican impurezas al organismo. Los animales de los cuales se obtiene la lecho no son siempre sanos. Pueden sufrir enfermedades. Una vaca puede estar aparentemente sana por la mañana y morir antes de la noche. En tal caso estaba enferma por la mañana, y su leche también; pero no lo sabíais. La creación animal está llena de enfermedades, y las carnes también. Si pudiésemos saber que los animales estaban en perfecta salud, yo recomendaría a la gente que comiese carne antes que grandes cantidades de leche y azúcar. No les haría el daño que les hacen estas últimas. El azúcar recarga el organismo y estorba el trabajo de la máquina viviente.

259. Parte de la corrupción del mundo antediluviano se debía a la ingestión de carnes de animales.

Christian Temperance and Bible Hygiene, pág. 43.

DESDE la primera vez que el hombre cedió al apetito, la humanidad se ha estado volviendo más y más inmoderada en sus deseos, hasta que la salud ha sido sacrificada en el altar del apetito.

Consejos sobre el Régimen Alimenticio, pág. 446.

LOS habitantes del mundo antediluviano comían y bebían con intemperancia. Consumían carnes de animales aunque Dios no les había dado permiso para comerla. Comían y bebían con exceso, y sus apetitos depravados eran ilimitados. Se entregaron a una idolatría abominable. Se tornaron violentos y feroces, y tan corrompidos, que Dios no pudo soportarlos durante más tiempo. Su copa estaba rebosante de iniquidad, de modo que Dios limpió la tierra de su contaminación moral mediante un diluvio.

260. Esaú cambió permanentemente su primogenitura por la satisfacción de un platillo codiciado.

Christian Temperance and Bible Hygiene, pág. 43.

ESAÚ sentía un potente deseo por un alimento en particular, y se había complacido a sí mismo por tanto tiempo que no veía la necesidad de alejarse del codiciado y apetitoso plato. Permitió que su imaginación se espaciara en éste hasta que el poder del apetito derribó toda otra consideración, controlándolo. Pensó que sufriría una gran inconveniencia, y aún la muerte, si no podía obtener ese plato en particular. Mientras más pensaba en ello, más se fortalecía su deseo, hasta que perdió de vista el valor y la santidad de su primogenitura y la intercambió. Se convenció a sí mismo de que podía disponer de su primogenitura como le parecía, y comprarla de nuevo cuando quisiese; pero cuando procuró recuperarla, aun a costa de un gran sacrificio, no pudo lograrlo. Entonces se arrepintió amargamente de su impulsividad, su insensatez y locura; pero todo fue en vano. Había despreciado la bendición, y el Señor se la había quitado para siempre.

261. La razón ha abdicado en favor de la complacencia del apetito, resultando en un aumento del crimen y de la enfermedad.

Christian Temperance and Bible Hygiene, pág. 44.

EL crimen y la enfermedad han aumentado con el paso de cada sucesiva generación. La intemperancia en el comer y el beber, y la indulgencia de las pasiones más bajas han embotado las facultades más nobles del hombre. La razón, en lugar de regir, ha llegado a ser hasta un punto alarmante, la esclava del apetito. Un deseo creciente por la comida suculenta ha sido consentido, hasta que se ha convertido en la moda el acumular todas los manjares posibles en el estómago. Especialmente en las fiestas de placer no se ha ejercido ningún dominio en la complacencia del apetito. Se sirven cenas concentradas y tardías, las cuales consisten en carnes muy sazonadas, con salsas, tortas, pasteles, helados, té, café, etcetera. No es de extrañar que con una dieta tal la gente tenga una apariencia enfermiza, y sufra agonías indecibles a causa de la dispepsia.

262. Dios ha dicho que no debemos comer ni la sangre ni la grasa de los animales.

Levítico 3:17.

ESTATUTO perpetuo será por vuestras edades, dondequiera que habitéis, que ninguna grosura ni ninguna sangre comeréis.

263. Muchas enfermedades son causadas por una sangre de calidad inferior, resultantes del comer grasa y sangre animal.

Healthful Living, pág. 93.

LA carne es servida bañada en grasa, porque de esta manera se complace el apetito pervertido. Ambas, la sangre y la grasa de animales, es consumida como si fuese un lujo. Pero el Señor ha dado instrucciones especiales prohibiendo su consumo. ¿Por qué? —Porque su uso haría que una corriente de sangre enferma circulara por el sistema humano. El desobedecer las instrucciones especiales del Señor ha traído muchas enfermedades sobre los seres humanos.

264. A causa de la persistente rebelión, Dios permitió que después del diluvio la gente comiera alimentos de origen animal, lo cual rápidamente

decreció su estatura y longevidad.

Consejos sobre el Régimen Alimenticio, pág. 446.

DESPUÉS del diluvio la gente comía mayormente alimentos de origen animal. Dios vio que las costumbres del hombre se habían corrompido, y que él estaba dispuesto a exaltarse a sí mismo en forma orgullosa contra su Creador y a seguir los dictámenes de su propio corazón. Y permitió que la raza longeva comiera alimentos de origen animal para abreviar su existencia pecaminosa. Pronto después del diluvio la raza humana comenzó a decrecer en tamaño y en longevidad.

265. En estos últimos días, el comer carne está relacionado con la degeneración mental y moral, tanto como con la física.

Healthful Living, pág. 98.

HABLANDO en apoyo de esta dieta, dijeron que sin ella eran débiles en fortaleza física. Pero las palabras de nuestro Maestro a nosotros fueron: "Cual es su pensamiento en su corazón, tal es él". La carne de animales muertos no fue la comida original para el hombre. Al hombre se le permitió comerla después del diluvio porque toda la vegetación había sido destruida . . . Desde el diluvio, la raza humana ha estado acortando el período de su existencia. La degeneración física, mental y moral está aumentando rápidamente en estos últimos días.

266. El comer carne fortalece las pasiones animales mientras que debilita las facultades intelectuales y espirituales, y debería ser reemplazado por una dieta nutritiva.

Joyas de los Testimonios, tomo 1, pág. 194.

DESPUÉS de disminuir su fuerza física por comer una cantidad reducida de alimentos de mala calidad, algunos concluyen que su anterior manera de vivir era mejor. El organismo debe ser sostenido. Sin embargo, no vacilamos en decir que la carne no es necesaria para tener salud y fuerza. Se la usa porque el apetito depravado la desea. Su consumo excita las propensiones animales y fortalece las pasiones de la misma naturaleza. Cuando aumentan estas propensiones, decrecen las facultades intelectuales y morales. El consumo de carne tiende a hacer tosco el cuerpo y embota las finas sensibilidades de la mente.

267. Los fluídos y la carne del animal se convierten en los fluídos y la carne del que los consume, aumentando diez veces la posibilidad de contraer enfermedades.

Joyas de los Testimonios, tomo 1, págs. 194–195.

EL pueblo que se está preparando para ser santo, puro y refinado, y ser introducido en la compañía de los ángeles celestiales, ¿habrá de continuar quitando la vida a los seres creados por Dios para sustentarse con su carne y considerarla como un lujo? Por lo que el Señor me ha mostrado, habrá que cambiar este orden de cosas. Los que se sustentan mayormente con carne no pueden evitar comer la de animales que en mayor o menor grado están enfermos. El proceso de preparar los animales para el mercado, produce enfermedad en ellos; y aun cuando se hallen en el mejor estado de salud

posible, se acaloran y enferman al ser arreados antes de llegar al mercado. Los fluídos y las carnes de estos animales enfermos pasan directamente a la sangre y al sistema circulatorio del cuerpo humano para convertirse en fluídos y carnes del mismo. Así se introducen humores en el organismo. Y si la persona tiene ya sangre impura, ésta se empeora por el consumo de la carne de esos animales. El peligro de contraer una enfermedad aumenta diez veces al comer carne. Las facultades intelectuales, morales y físicas quedan perjudicadas por el consumo habitual de carne. El comer carne trastorna el organismo, anubla el intelecto y embota las sensibilidades morales. Os decimos, amados hermanos y hermanas, que la conducta más segura para vosotros consiste en dejar la carne.

268. Dios eliminó la carne de animales de la dieta de los hijos de Israel para que ellos pudieran llevar las credenciales divinas en su apariencia física.

Healthful Living, pág. 96.

EL Señor se propone llevar a su pueblo a vivir nuevamente dependiendo de frutas, vegetales y cereales sencillos. Él guió a los hijos de Israel al desierto donde no podían obtener una dieta de carne; y les dio pan del cielo. "Pan de nobles comió el hombre". Pero apetecieron las ollas de carne de Egipto, y se lamentaron y lloraron por carne, a pesar de la promesa del Señor de que si se sometían a su voluntad, él los llevaría a la tierra de Canaán, y los establecería allí, como un pueblo puro, santo y feliz, y que no habría una sola persona débil entre sus tribus; porque él quitaría toda enfermedad de en medio de ellos . . . El Señor les hubiera dado carne si ésta hubiera sido esencial para su salud, pero el que los había creado y redimido los guió a través de ese largo peregrinaje en el desierto para educar, disciplinar y entrenarlos en los hábitos correctos. El Señor comprendía la influencia que tenía el comer carne sobre el sistema humano. Él quería tener un pueblo que, por su apariencia física, llevara las credenciales divinas, a pesar de su largo viaje.

269. Nunca fue el propósito de Dios que obtuviésemos nuestros vegetales de segunda mano, al comer otros animales.

Healthful Living, pág. 97.

LA dieta de los animales es vegetales y granos. ¿Deben ser animalizados los vegetales, deben ser incorporados en el sistema de un animal antes de que los obtengamos? ¿Hemos de recibir nuestra dieta de vegetales comiendo la carne de criaturas muertas? Dios proveyó alimentos en su estado natural para nuestros primeros padres. Puso a Adán a cargo del huerto, para que lo labrara y lo cuidara, diciéndole: Te será para comer. Un animal no había de destruir a otro para obtener su comida.

270. Es un gran error creer que la fortaleza muscular depende del comer carne.

Healthful Living, pág. 98.

UNO de los mayores errores en el cual muchos insisten es creer que la fortaleza muscular depende de la comida animal. Pero los cereales sencillos, las frutas de los árboles, y los vegetales tiene las propiedades nutritivas necesarias para fabricar buena sangre. Esto no lo puede hacer una dieta de carne.

271. La debilidad que se siente cuando se acaba de dejar la carne es el efecto natural de debilidad que se experimenta cuando se abandona un estimulante.

Healthful Living, págs. 98–99.

LA debilidad que se experimenta cuando se abandona la carne es uno de los argumentos más poderosos que yo podría presentar como una razón por la cual deberíais descontinuar su uso. Los que consumen carne se sienten estimulados después de comerla, y suponen que son fortalecidos. Cuando abandonan el uso de la carne, puede que se sientan débiles por un tiempo , pero cuando el sistema se limpia del efecto de esta dieta, ya no sienten la debilidad, y dejarán de desear aquello por lo que han rogado como algo esencial para su fortaleza.

272. La carne está enferma y aun puede que la leche no sea segura.

Healthful Living, pág. 79.

EL comer carne está haciendo su labor, porque la carne está enferma. Puede que no podamos usar ni aun la leche por mucho tiempo.

273. El comer animales muertos es la causa principal de las enfermedades inflamatorias, los tumores y el cáncer.

Consejos sobre el Régimen Alimenticio, pág. 463.

EL cáncer, los tumores y todas las enfermedades inflamatorias son producidos mayormente por el consumo de carne. Por la luz que Dios me ha dado sé que la prevalencia de cáncer y tumores se debe mayormente a un sistema de vida vulgar a base de carne.

274. Cuando se abandonan la carne y las comidas suculentas, puede que se requiera algo de ayuno y tiempo, antes de que el apetito disfrute una dieta sencilla pero más nutritiva.

Healthful Living, pág. 93.

LAS personas que han complacido su apetito, comiendo libremente de carne, salsas muy condimentadas, y diversos, suculentos pasteles y conservas no pueden disfrutar inmediatamente de una dieta sencilla, saludable y nutritiva. Su paladar está tan pervertido que no tienen apetito por una dieta de frutas, pan sencillo y vegetales. No han de esperar que van a disfrutar desde el principio de una comida tan diferente de aquella en la que han estado complaciéndose. Si no pueden disfrutar la comida sencilla al principio, deberían ayunar hasta que puedan hacerlo. Ese ayuno probará ser para ellos mejor que una medicina, porque el abusado estómago encontrará el descanso que ha necesitado por largo tiempo, y la verdadera hambre podrá ser satisfecha con una dieta sencilla. Tomará tiempo para que el apetito se reponga de los abusos que ha recibido, y para que recupere su vigor natural. Pero la perseverancia en la forma abnegada de comer y beber pronto hará que la comida sencilla y saludable sea apetitosa, y será disfrutada con mayor entusiasmo que aquella con la que el epicúreo disfruta de sus ricos manjares.

275. Cuando se abandone la carne, tenga el cuidado de elaborar una dieta nutritiva y apetitosa.

Joyas de los Testimonios, tomo 1, págs. 193–194.

OS aconsejamos que cambiéis vuestros hábitos de vida; pero al mismo tiempo os recomendamos que lo hagáis con entendimiento. Conozco familias que han cambiado de un régimen a base de carne a otro deficiente. Su alimento está tan mal preparado que repugna al estómago; y estas personas me han dicho que la reforma pro salud no les asienta, pues están perdiendo su fuerza física. Esta es una razón por la cual algunos no han tenido éxito en sus esfuerzos para simplificar su alimentación. Siguen un régimen pobre. Preparan sus alimentos sin esmero ni variación. No debe haber muchas clases de alimentos en una comida, pero cada comida no debe estar compuesta invariablemente de las mismas clases de alimentos. El alimento debe prepararse con sencillez, aunque en forma esmerada para que incite al apetito. Debéis eliminar la grasa de vuestra alimentación. Contamina cualquier alimento que preparéis. Comed mayormente frutas y verduras.

276. Los alimentos deben estar tan bien preparados que no se apetezca la carne.

Healthful Living, pág. 97.

DEBE prepararse algo que tome el lugar de la carne, y esos alimentos deben estar tan bien preparados que no se apetezca la carne.

277. Hemos de comer estrictamente de acuerdo con las leyes de la salud, evitando no solamente sustancias dañinas, sino también una dieta empobrecida y poco apetitosa.

Joyas de los Testimonios, tomo 1, pág. 188.

PERO, ¿qué diremos del régimen empobrecido? He hablado de cuán importante es que la cantidad y la calidad de los alimentos estén estrictamente de acuerdo con las leyes de la salud. Pero no quisiera recomendar un régimen alimenticio empobrecido. Se me ha mostrado que muchos adoptan una opinión errónea acerca de la reforma pro salud y siguen un régimen demasiado pobre. Se sustentan con alimentos baratos y de mala calidad, preparados sin cuidado y que agrade al apetito no pervertido. Debido a que por principio descartamos el uso de carne, manteca (mantequilla), pasteles de carne, especias, tocino y cosas que irritan el estómago y destruyen la salud, nunca debiera inculcarse la idea de que poco importa lo que comemos.

278. Es una obra sagrada para las madres el enseñar a sus hijas a preparar comidas nutritivas con esmero.

Testimonies, tomo 2, pág. 538.

LA mala cocina está lentamente desgastando las energías vitales de miles. Es peligroso para la salud y la vida el comer el pan agrio y pesado y los otros alimentos que se preparan para servirlos en algunas mesas. Madres, en vez de proporcionar a vuestras hijas una educación musical, instruidlas en las actividades útiles que tienen una íntima conexión con la vida y la salud. Enseñadles los secretos del arte culinario. Enseñadles que esto es parte de su educación y que es algo esencial para su cristianismo. A menos que la comida sea preparada en forma saludable y apetitosa, no podrá ser convertida en buena sangre que reconstruya los tejidos desgastados. Vuestras hijas pueden amar la música, y esto puede ser correcto; esto puede añadir felicidad a la familia; pero el conocimiento de la música sin el conocimiento del arte culinario carece de valor. Cuando vuestras hijas tengan sus propias familias, el conocimiento de la música y del bordado complicado no proveerá su mesa de una comida preparada con esmero, de manera que no se avergüencen de presentarla ante sus amigos más apreciados. Madres, la vuestra es una obra sagrada. Que Dios os ayude a emprenderla con su gloria en mente y a trabajar fervientemente, con paciencia y amor, para el bienestar presente y futuro de vuestros hijos, teniendo en cuenta sólo la gloria de Dios.

279. La cocción apropiada de los alimentos es un requerimiento esencial, especialmente cuando no se sirve carne.

Healthful Living, pág. 76.

LA cocción apropiada de los alimentos es un requerimiento esencial, especialmente cuando la carne no forma parte de la dieta. Debe prepararse algo para ocupar el lugar de la carne, y esos alimentos deben estar bien confeccionados de manera que no se apetezca la carne.

280. Más que nadie, y para su propio beneficio, los reformadores de la salud deberían ser buenos cocineros.

Healthful Living, pág. 77.

SI profesáis ser reformadores de la salud, esta es una razón por la cual deberíais ser buenos cocineros. Aquellos que puedan disponer de las ventajas de una escuela de cocina saludable conducida adecuadamente, serán beneficiados tanto en su práctica personal como en la enseñanza de otros . . . Una razón por la cual muchos se han desanimado en practicar la reforma pro salud es que no han aprendido a cocinar de manera que la comida apropiada, preparada con sencillez, pueda ocupar el lugar de la dieta a la cual han estado acostumbrados.

281. Muchas personas necesitan clases culinarias porque no saben cómo preparar platos sencillos y apetitosos.

Healthful Living, pág. 77.

NECESITAMOS personas que puedan ser educadas para cocinar saludablemente. Muchos saben cómo cocinar carnes y vegetales en diferentes formas, sin embargo no comprenden cómo preparar platos sencillos y apetitosos.

282. Primero debemos comer apropiadamente, y entonces podremos vivir apropiadamente.

Healthful Living, pág. 76.

AQUELLOS que no comen y beben de acuerdo a los principios, no serán gobernados por los principios en otras áreas de su vida.

Los Verdaderos Remedios—VII
El Agua

Véase La Dieta Apropiada, párrafos 15 y 16

283. El agua pura es una de las mejores bendiciones del cielo, dadas para asistirnos en el mantenimiento de nuestra salud y para recuperarla si estamos enfermos.

Consejos sobre el Régimen Alimenticio, pág. 503.

ESTANDO sanos o enfermos, el agua pura es para nosotros una de las más exquisitas bendiciones del cielo. Su empleo conveniente favorece la salud. Es la bebida que Dios proveyó para apagar la sed de los animales y del hombre. Ingerida en cantidades suficientes, el agua suple las necesidades del organismo, y ayuda a la naturaleza a resistir la enfermedad.

284. El agua pura y el aire fresco vigorizan los órganos vitales, ayudando a la naturaleza a vencer la enfermedad.

Healthful Living, pág. 187.

EL agua pura y el aire fresco que se respira, vigorizan los órganos vitales, purifican la sangre y ayudan a la naturaleza en su labor de vencer las condiciones perjudiciales del sistema.

285. Las bebidas calientes pueden ser beneficiosas como medicina, pero grandes cantidades de alimento y de bebidas calientes debilitan el cuerpo.

Consejos sobre el Régimen Alimenticio, pág. 519.

NO se necesitan bebidas calientes, salvo que sean como medicina. El estómago resulta grandemente perjudicado por una gran cantidad de alimentos y bebidas calientes. Así la garganta y los órganos digestivos, y por su intermedio los otros órganos del cuerpo son debilitados.

286. Medio litro de agua caliente tomada antes de las comidas puede aliviar el sufrimiento.

Consejos sobre el Régimen Alimenticio, pág. 503.

EL agua puede usarse de muchas maneras para aliviar el sufrimiento. El tomar sorbos de agua clara y caliente antes de comer — medio litro más o menos— no hará ningún daño, sino que más bien resultará beneficioso.

287. Un ayuno completo, de breve duración, ingiriendo solamente agua pura y suave, muchas veces resultará beneficioso.

Healthful Living, pág. 226.

AYÚNESE durante una o dos comidas tomando solamente agua pura y suave. La omisión de una comida o dos capacitará al sobrecargado sistema para vencer pequeños quebrantos; y aún las dificultades más graves a veces pueden vencerse a través de este simple proceso.

288. Se recomienda el agua suave para bañarse y para beber.

Healthful Living, pág. 226.

SI se reciben instrucción . . . . y se acostumbrasen al ejercicio al aire libre, y a tener aire en sus hogares durante el verano y el invierno, y a usar agua suave para beber y para bañarse, estarían relativamente bien y serían felices, en vez de arrastrar una existencia miserable.

289. El uso del agua pura y suave para la limpieza de la piel y de la ropa es un aspecto importante en la prevención de la enfermedad.

Mensajes Selectos, tomo 2, pág. 525.

PODRÍA evitarse una gran cantidad de sufrimiento si todos colaboran para prevenir la enfermedad, obedeciendo estrictamente las leyes de la salud. Hay que observar hábitos estrictos de aseo. Muchas personas, mientras están bien, no se toman el trabajo de conservarse sanas. Descuidan el aseo personal y no tienen cuidado de mantener su ropa limpia. Las impurezas pasan en forma constante e imperceptible del cuerpo a la piel a través de los poros, y si no se mantiene la superficie de la piel en una condición saludable, el organismo es recargado con los residuos impuros. Si la ropa que se usa no se lava y se airea con frecuencia, se contamina con las impurezas expelidas por el cuerpo por medio de la transpiración. Y si no se eliminan con frecuencia las impurezas de la ropa, los poros de la piel vuelven a absorber los materiales de desecho que habían sido expelidos. Las impurezas del cuerpo, si no se permite su salida, son llevadas de vuelta a la sangre e introducidas forzadamente en los órganos internos. La naturaleza, para librar al organismo de las impurezas tóxicas, realiza un esfuerzo que produce fiebre, y a esto se lo llama enfermedad. Pero aun entonces, si los que enferman ayudan a la naturaleza en sus esfuerzos, utilizando agua pura [y suave en ingles], se evitaría mucho sufrimiento. Pero muchas personas en lugar de hacer esto y de procurar eliminar las sustancias venenosas del organismo, introducen en el organismo un veneno que ya estaba allí.

290. La ropa sucia permite que los elementos de desecho se reabsorban.

El Ministerio de Curación, pág. 210.

IMPORTA también que la ropa esté limpia. Las prendas de vestir que se llevan puestas absorben los desechos que el cuerpo elimina por los poros, y si no se mudan y lavan con frecuencia, el cuerpo volverá a absorber todas esas impurezas.

291. Al mejorar la circulación, el baño diario ayuda a evitar los resfriados y mejora el funcionamiento

de muchos órganos.

El Ministerio de Curación, pág. 210.

A MUCHAS personas les aprovecharía un baño frío o tibio cada día, por la mañana o por la noche. En vez de aumentar la propensión a enfriarse, el baño, tomado debidamente, fortalece contra el frío, pues estimula la circulación. La sangre es atraída a la superficie, de modo que circula con mayor facilidad, y vigoriza tanto el cuerpo como la mente. Los músculos se vuelven más flexibles, la inteligencia más aguda. El baño calma los nervios. Ayuda a los intestinos, al estómago y al hígado, y favorece la digestión.

292. Un baño tomado correcta, alivia la congestión y mejora la circulación de la sangre a través de todos los vasos.

Healthful Living, pág. 228.

S I una persona está enferma o saludable, la respiración se efectúa más fácil y libremente si se toma un baño. A través de éste los músculos se vuelven más flexibles, el cuerpo y la mente son vigorizadas, el intelecto se agudiza, y toda facultad se despierta. El baño es un calmante de los nervios. promueve la transpiración, aviva la circulación, evita las obstrucciones en el sistema, y beneficia a los riñones y a los órganos urinarios. Bañarse ayuda a los intestinos, al estómago, y al hígado, impartiendo energía y nueva vida a cada uno. También promueve la digestión, y en vez del sistema debilitarse, se fortalece. En lugar de aumentar la propensión a resfriarse, un baño, tomado en la forma correcta, fortalece contra el resfrío, porque la circulación mejora y los órganos uterinos, que están más o menos congestionados, son aliviados; porque la sangre es elevada a la superficie, y se obtiene una circulación más fácil y regular a través de todos los vasos capilares.

293. El baño limpia la piel manteniéndola húmeda y elástica, mejorando de esa manera la circulación.

Healthful Living, pág. 187.

E L baño libera la piel de la acumulación de impurezas que el organismo recoge constantemente, manteniendo la piel húmeda y elástica, y de esta manera aumentando y balanceando la circulación.

294. El agua, sin una dieta apropiada, es de poco beneficio para el paciente.

Healthful Living, pág. 226.

E L uso del agua puede lograr muy poco si el paciente no siente también la necesidad de cuidar estrictamente su dieta.

295. Las personas saludables tanto como las enfermas, deberían bañarse cuando menos dos veces a la semana.

Healthful Living, pág. 227.

L AS personas que gozan de salud deberían . . . por supuesto, de bañarse cuando menos dos veces a la semana. Aquellos que no están sanos tienen impurezas en la sangre . . . La piel necesita ser cuidadosa y escrupulosamente limpiada, para que los poros puedan realizar su trabajo de librar al cuerpo de impurezas; por lo tanto, las personas débiles que están enfermas necesitan ciertamente las ventajas y bendiciones de un baño cuando menos dos veces a la semana, y frecuentemente aún más que esto es absolutamente necesario.

296. Una fricción después de un baño hasta que la piel enrojece, también mejora la circulación.

Healthful Living, pág. 192.

E LLA debe tomar un baño general dos veces a la semana, tan frío como pueda soportarlo, un poco más frío cada vez hasta que la piel se tonifique.

Al levantarse por la mañana, la mayoría de las personas se beneficiarían tomando un baño de esponja, o si les resulta más agradable, un baño de mano, con tan sólo un pequeño recipiente de agua; esto removerá las impurezas de la piel.

El baño frecuente es muy beneficioso, especialmente por la noche justo antes de retirarse a descansar, o al levantarse en la mañana. Solamente tomará unos momentos darle a los niños un baño, y frotarles hasta que sus cuerpos se enrojezcan. Esto traerá la sangre a la superficie, descargando el cerebro.

Se debe tomar un baño con frecuencia usando agua suave y potable, seguido de una ligera fricción.

297. El uso inteligente del agua interna y externamente, ayudará a apagar el calor en casos de fiebre.

Healthful Living pág. 227.

E S posible reducir el estado afiebrado del sistema a través de una cuidadosa e inteligente aplicación de agua.

Si en su estado febril, se les hubiese dado a beber a gua libremente, y también se le hubiesen hecho aplicaciones externas, se hubiesen evitado largos días y noches de sufrimiento y muchas preciosas vidas se hubiesen salvado.

El fuego de la fiebre parece consumirlo. Él ansía agua pura para humedecer sus labios resecos, para apagar la intensa sed, y para refrescar su semblante febril . . . El agua, bendecida y regalada por el cielo, aplicada con destreza, apagaría la llama devoradora.

298. Muchos no han experimentado completamente los efectos beneficiosos del agua.

Healthful Living, pág. 226.

M UCHOS nunca han experimentado los efectos benéficos del agua, y temen usar una de las mayores bendiciones del cielo.

299. No se excusa a ninguno por falta de conocimiento o de interés acerca de los usos del agua para los remedios caseros sencillos.

El Ministerio de Curación , pág. 181.

A PLICADA externamente, es uno de los medios más sencillos y eficaces para regularizar la circulación de la sangre. Un baño frío o siquiera fresco es excelente tónico. Los baños calientes abren los poros, y ayudan a eliminar las impurezas. Los baños calientes y templados calman los nervios y regulan la circulación.

Pero son muchos los que no han experimentado nunca los benéficos efectos del uso del agua, y le tienen miedo.

La Obra Final

Los tratamientos por el agua no son tan apreciados como debieran serlo, y su aceptada aplicación requiere cierto trabajo que muchos no están dispuestos a hacer. Sin embargo, nadie debería disculpar su ignorancia o su indiferencia en este asunto. Hay muchos modos de aplicar el agua para aliviar el dolor y acortar la enfermedad. Todos debieran hacerse entendidos en esa aplicación para dar sencillos tratamientos caseros. Las madres, principalmente, deberían saber cuidar a sus familias en tiempos de salud y en tiempos de enfermedad.

Los Verdaderos Remedios—VIII
La Confianza en el Poder Divino

300. Hemos de entender cada uno de los órganos de nuestro cuerpo y darnos cuenta de que son los siervos de la mente, la cual es la capital del cuerpo.

Testimonies, tomo 3, pág. 136

EL llegar a conocer el maravilloso organismo, los huesos, los músculos, el estómago, el hígado, los intestinos, el corazón, los poros de la piel, y comprender la dependencia de un órgano sobre otro para la acción saludable de todos, es un estudio en el cual la mayoría de las madres no se interesan. No saben nada acerca de la influencia del cuerpo sobre la mente y de la mente sobre el cuerpo. No parecen comprender la mente, la cual une al ser finito con el Infinito. La mente es la capital del cuerpo.

301. Es a través de la mente o los nervios cerebrales, que el cielo se comunica con nosotros y nos transforma.

Testimonies, tomo 2, pág. 347.

LOS nervios del cerebro que relacionan todo el organismo entre sí son el único medio por el cual el cielo puede comunicarse con el hombre, y afectan su vida más íntima.

Spirit of Prophecy, tomo 2, pág. 129.

LA mente es un agente invisible de Dios para producir resultados consistentes. Su influencia es poderosa, y gobierna los actos del hombre. Si está purificada de todo mal, es la fuerza motriz para el bien. El poder regenerador del Espíritu de Dios, al tomar posesión de la mente transforma la vida; se abandonan los pensamientos malsanos, se renuncia a los actos pecaminosos, el amor, la paz, y la humildad toman el lugar de la ira, la envidia, y la contienda. Aquel poder que ningún ojo humano puede ver, ha creado un nuevo ser a la imagen de Dios.

Confianza En Vuestro Creador

302. Nosotros y todas las cosas que existen, fuimos creados por la Palabra hablada del Señor Jehová.

El Ministerio de Curación, págs. 322–223.

EN la creación de la tierra, nada debió Dios a la materia preexistente. "Él dijo, y fue hecho; él mandó, y existió." Salmo 33:9. Todas las cosas, materiales o espirituales, surgieron ante el Señor Jehová cuando él habló, y fueron creadas para su propio designio. Los cielos y todo su ejército, la tierra y todo lo que hay en ella, surgieron a la existencia por el aliento de su boca.

En la creación del hombre resulta manifiesta la intervención de un Dios personal. Cuando Dios hubo hecho al hombre a su imagen, el cuerpo humano quedó perfecto en su forma y organización, pero estaba aún sin vida. Después, el Dios personal y existente de por sí infundió en aquella forma el soplo de vida, y el hombre vino a ser una criatura viva e inteligente. Todas las partes del organismo humano fueron puestas en acción. El corazón, las arterias, las venas, la lengua, las manos, los pies, los sentidos, las facultades del espíritu, todo ello empezó a funcionar, y todo quedó sometido a una ley. El hombre fue hecho alma viviente. Por medio de Cristo el Verbo, el Dios personal creó al hombre, y lo dotó de inteligencia y de facultades. . . .

Sobre todos los órdenes inferiores de los seres, Dios dispuso que el hombre, corona de su creación, expresara el pensamiento divino y revelara la gloria de Dios.

303. Dios creó al hombre del polvo de la tierra a su semejanza y le dio el dominio sobre el planeta.

Patriarcas y Profetas, págs. 24–25.

UNA vez creada la tierra con su abundante vida vegetal y animal, fue introducido en su escenario el hombre, corona de la creación para quien la hermosa tierra había sido aparejada. A él se le dio dominio sobre todo lo que sus ojos pudiesen mirar; pues, "dijo Dios: Hagamos al hombre a nuestra imagen, conforme a nuestra semejanza; y señoree . . . en toda la tierra. Y crió Dios al hombre a su imagen . . . varón y hembra los crió." Aquí se expone con claridad el origen de la raza humana; y el relato divino está claramente narrado que no da lugar a conclusiones erróneas. Dios creó al hombre conforme a su propia imagen. No hay en esto misterio. No existe fundamento alguno para la suposición de que el hombre llegó a existir mediante un lento proceso evolutivo de las formas bajas de la vida animal o vegetal. Tales enseñanzas rebajan la obra sublime del Creador al nivel de las mezquinas y terrenales concepciones humanas. Los hombres están tan resueltos a excluir a Dios de la soberanía del universo que rebajan al hombre y le privan de la dignidad de su origen. El que colocó los mundos estrellados en la altura y coloreó con delicada maestría las flores del campo, el que llenó la tierra y los cielos con las maravillas de su potencia, cuando quiso coronar su gloriosa obra, colocando a alguien para regir la hermosa tierra, supo crear un ser digno de las manos que le dieron vida. La genealogía de nuestro linaje, como ha sido revelada no hace remontar su origen a una serie de gérmenes, moluscos o cuadrúpedos, sino al gran Creador. Aunque Adán fue formado del polvo, era él "hijo de Dios". Lucas 3:38

Confianza En Vuestro Sustentador

304. Cada mecanismo de nuestros cuerpos es mantenido en orden y actividad mediante el poder de un Dios siempre presente.

El Ministerio de Curación, págs. 324–325.

EL mecanismo del cuerpo humano no puede ser comprendido por completo; presenta misterios que confunden a los más inteligentes. No es por efecto de un mecanismo que, una vez puesto en movimiento, prosigue su acción, como late el pulso y una respiración sigue a la otra. En Dios vivimos, nos movemos y somos. El corazón que palpita, el pulso que late, cada nervio y músculo del organismo vivo se mantienen en orden y actividad por el poder de un Dios siempre presente.

305. Cristo nos sostiene hora tras hora y momento tras momento.

La Educación, pág. 198.

NO sólo es el Creador de todo, sino la vida de todo lo viviente. Es su vida la que recibimos en la luz del sol, en el aire puro y suave, en el alimento que fortifica nuestros cuerpos y sostiene nuestra fuerza. Por su vida existimos hora tras hora, momento tras momento.

306. Los justos y los pecadores son igualmente nutridos en su vida temporal por la muerte de Cristo en nuestro lugar en la cruz.

El Deseado de Todas las Gentes, pág. 615.

A LA muerte de Cristo debemos aun esta vida terrenal. El pan que comemos ha sido comprado por su cuerpo quebrantado. El agua que bebemos ha sido comprada por su sangre derramada. Nadie, santo, o pecador, come su alimento diario sin ser nutrido por el cuerpo y la sangre de Cristo. La cruz del Calvario está estampada en cada pan. Está reflejada en cada manantial.

307. Sólo a través de una vida en armonía con la del Creador podemos ser restaurados a la armonía original y sin pecado de su universo.

Medical Ministry, pág. 10.

EL mismo poder que sostienen a la naturaleza está obrando en el hombre. Las mismas leyes que guían a la estrella y al átomo controlan la vida humana. Las leyes que gobiernan la acción del corazón, que regulando el flujo de la corriente de vida hacia el cuerpo, son las leyes de la gran Inteligencia que tiene la jurisdicción del alma. De él procede toda vida. Sólo en armonía con él puede ésta encontrar su verdadera esfera de acción. Para todos los objetos de su creación la condición es la misma,—una vida sostenida al recibir la vida de Dios, una vida ejercitada en armonía con la voluntad del Creador. El transgredir su ley, física, mental o moral, es colocarse a uno mismo fuera de armonía con el universo e introducir discordia, anarquía y ruina.

308. Dios sostiene y mantiene Su creación mediante sus propias leyes en la naturaleza.

El Ministerio de Curación, págs. 323–324.

CONTINUAMENTE Dios sostiene y emplea como ministros suyos las cosas que hizo. Obra por medio de las leyes de la naturaleza, que le sirven de instrumento, pero no actúan automáticamente. La naturaleza atestigua la presencia inteligente y la intervención activa de un Ser que obra en todos según su voluntad.

Confianza En Vuestro Sanador

309. Siempre que se restaura la salud, es a través del poder directo de Dios; porque él es el gran Sanador.

Medical Ministry, págs. 11–12.

EL poder sanador de Dios actúa por toda la naturaleza. Si un ser humano se corta o se rompe un hueso, la naturaleza comienza a sanar la lesión inmediatamente, y de esa manera preserva la vida del hombre. Pero el hombre se puede colocar en una posición en la cual la naturaleza es obstaculizada de tal manera que no puede realizar su trabajo . . . Si se usa tabaco, . . . el poder curativo de la naturaleza se debilita en un grado mayor o menor . . . Cuando se usa licor intoxicante, el sistema no puede resistir la enfermedad por medio del poder sanador original recibido de Dios. Ha sido Dios el que ha hecho provisión para que la naturaleza obre a fin de restaurar las facultades agotadas. El poder es de Dios. Él es el gran Sanador.

310. Los milagros de Cristo eran una constante manifestación de su poder para sanarnos; porque él es el Restaurador, mientras que Satanás es el destructor.

El Ministerio de Curación, págs. 75–76.

EN sus milagros, el Salvador manifestaba el poder que actúa siempre en favor del hombre, para sostenerle y sanarle. Por medio de los agentes naturales, Dios obra día tras día, hora tras hora y en todo momento, para conservarnos la vida, fortalecernos y restaurarnos. Cuando alguna parte del cuerpo sufre perjuicio, empieza el proceso de curación; los agentes naturales actúan para restablecer la salud. Pero lo que obra por medio de estos agentes es el poder de Dios. Todo poder capaz de dar vida procede de él. Cuando alguien se repone de una enfermedad, es Dios quien lo sana.

La enfermedad, el padecimiento y la muerte son obra de un poder enemigo. Satanás es el que destruye; Dios el que restaura.

311. Muchos serán curados milagrosamente, mientras que muchos otros serán sanados por el mismo poder mediante el lento procedimiento de las leyes naturales.

Manuscript Release, págs. 744–748.

MUCHOS que han sido amenazados por la tuberculosis serán sanados mediante la fe. Muchos otros recibirán curación a través del comer y beber apropiadamente y permanecer mayormente al aire libre.

312. Pedimos un milagro y Dios nos dirige a sus simples remedios naturales que están a nuestro alcance.

Comentario Bíblico Adventista del Séptimo Día, tomo 7, pág. 950.

LOS milagros de Dios no siempre tienen la apariencia externa de milagros. Con frecuencia tienen lugar en una forma que parece como el acontecer natural de los sucesos. Cuando oramos por los enfermos también trabajamos con ellos. Contestamos nuestras propias oraciones usando los remedios que están a nuestro alcance. El agua, debidamente aplicada, es un poderosísimo remedio. Cuando se la usa con inteligencia, se ven resultados favorables. Dios nos ha dado inteligencia y quiere que aprovechemos al máximo sus bendiciones que dan salud. Pedimos que Dios dé pan al hambriento, entonces debemos actuar como su mano ayudadora para aliviar el hambre. Debemos usar cada bendición que Dios ha puesto a nuestro alcance para liberar a los que están en peligro.

Los remedios naturales, usados de acuerdo con la voluntad de Dios, producen resultados sobrenaturales. Pedimos un milagro, y el Señor dirige la mente a algún remedio sencillo.

313. Hemos de mostrar nuestra fe en el poder curativo de Dios colocándonos en las condiciones más favorables para nuestra recuperación.

Spaulding and Magan's Unpublished Manuscript Testimonies of Ellen G. White, pág. 7.

LE agradezco al Señor porque es nuestro privilegio cooperar con él en la obra de restauración, aprovechando todas las ventajas posibles en la recuperación de la salud. El colocarnos en la posición más favorable para la recuperación de la salud no constituye una negación de nuestra fe.

Confianza En Vuestro Capacitador

314. Sólo podemos vivir en armonía con la voluntad de Dios a medida que entregamos nuestra voluntad a la suya y a su poder capacitador.

El Ministerio de Curación, págs. 131–132.

EL tentado necesita comprender la verdadera fuerza de la voluntad. Ella es el poder gobernante en la naturaleza del hombre, la facultad de decidir y elegir. Todo depende de la acción correcta de la voluntad. El desear lo bueno y lo puro es justo; pero si no hacemos más que desear, de nada sirve. Muchos se arruinarán mientras esperan y desean vencer sus malas inclinaciones. No someten su voluntad a Dios. No escogen servirle.

Dios nos ha dado la facultad de elección; a nosotros nos toca ejercitarla. No podemos cambiar nuestros corazones ni dirigir nuestros pensamientos, impulsos y afectos. No podemos hacernos puros, propios para el servicio de Dios. Pero sí podemos escoger el servir a Dios; podemos entregarle nuestra voluntad, y entonces él obrará en nosotros el querer y el hacer según su buena voluntad. Así toda nuestra naturaleza se someterá a la dirección de Cristo.

Mediante el debido uso de la voluntad, cambiará enteramente la conducta. Al someter nuestra voluntad a Cristo, nos aliamos con el poder divino. Recibimos fuerza de lo alto para mantenernos firmes. Una vida pura y noble, de victoria sobre nuestros apetitos y pasiones, es posible para todo el que une su débil y vacilante voluntad a la omnipotente e invariable voluntad de Dios.

315. Tenemos una mayor necesidad que las generaciones pasadas del poder capacitador de Dios para vencer el apetito pervertido.

Joyas de los Testimonios, tomo 1, pág. 418–419.

LA necesidad que tienen los hombres de esta generación de invocar en su ayuda el poder de la voluntad fortalecida por la gracia de Dios, a fin de no caer ante las tentaciones de Satanás, y resistir hasta la menor complacencia del apetito pervertido, es dos veces mayor hoy que hace algunas generaciones . . . El principal motivo que tuvo Cristo para soportar aquel largo ayuno en el desierto, fue enseñarnos la necesidad de la abnegación y la temperancia. Esta obra debe comenzar en nuestra mesa, y debe llevarse estrictamente a cabo en todas las circunstancias de la vida. El Redentor del mundo vino del cielo para ayudar al hombre en su debilidad, para que, con el poder que Jesús vino a traerle, lograra fortalecerse para vencer el apetito y la pasión, y pudiese ser vencedor en todo.

Confianza En Vuestro Perdonador

316. La mayor necesidad de muchos de los enfermos es el alivio de la carga de culpabilidad viene a través de la curación que el alma enferma de pecado solamente puede lograr través de Cristo.

Testimonies, tomo 4, pág. 579.

MUCHOS están sufriendo de enfermedades del alma mucho más que de afecciones del cuerpo, y no encontrarán alivio hasta que vayan a Cristo, la fuente de vida. Entonces cesarán las quejas de cansancio, soledad, y descontento. Gozos que satisfacen impartirán vigor a la mente y salud y energía vital al cuerpo.

La carga del pecado, con su intranquilidad y deseos insatisfechos, se halla en la misma base de una gran porción de las dolencias que el pecador sufre. Cristo es el poderoso sanador del alma enferma de pecado. Estos pobres seres afligidos necesitan tener un conocimiento claro de Aquel a quien conocer verdaderamente significa vida eterna. Necesitan ser enseñados paciente, amable, pero seriamente cómo abrir las ventanas del alma y dejar entrar el sol del amor de Dios, para que iluminase las oscurecidas cámaras de la mente.

317. La enfermedad mental es la fundacion del noventa por ciento de todos las dolencias del hombre, y la religión de Cristo es el remedio más eficaz.

Joyas de los Testimonios, tomo 2, pág. 143.

SATANÁS es el originador de la enfermedad; y el médico lucha contra su obra y poder. Por doquiera prevalece la enfermedad mental. Los nueve décimos de las enfermedades que sufren los hombres tienen su fundamento en esto. Puede ser que alguna aguda dificultad del hogar esté royendo como un cáncer el alma y debilitando las fuerzas vitales. A veces el remordimiento por el pecado mina la constitución y desequilibra la mente. Hay también doctrinas erróneas, como la de un infierno que arde eternamente y el tormento sin fin de los impíos, que, al presentar ideas exageradas y distorsionadas del carácter de Dios, han producido el mismo resultado en las mentes sensibles. Los incrédulos han sacado partido de estos casos desgraciados para atribuir la locura a la religión. Pero esta es una grosera calumnia, y no les agradará tener que arrostrarla algún día. Lejos de ser la causa de locura, la religión de Cristo es uno de sus remedios más eficaces; porque es un calmante poderoso de los nervios.

Confianza En Vuestro Redentor

318. Cuando aceptamos a Cristo como nuestro Redentor y cesamos de nuestra rebelión, él puede conferirnos sus tesoros infinitos.

Palabras de Vida del Gran Maestro, págs. 99–100.

EN los días de Cristo, muchos oyeron el Evangelio, pero sus mentes estaban oscurecidas por las falsas enseñanzas, y no reconocieron en el humilde Maestro de Galilea al Enviado de Dios. Mas después de la ascensión de Cristo, su entronización en el reino de la mediación fue señalada por el descenso del Espíritu Santo. En el día de Pentecostés fue dado el Espíritu. Los testigos de Cristo proclamaron el poder del Salvador resucitado. La luz del cielo penetró las mentes entenebrecidas de aquellos que habían sido engañados por los enemigos de Cristo. Ellos lo vieron ahora exaltado a la posición de "Príncipe y Salvador, para dar a Israel arrepentimiento y remisión de pecados". Lo vieron circundado de la gloria del cielo, con infinitos tesoros en sus manos para conceder a todos los que se volvieran de su rebelión. Al presentar los apóstoles la gloria del Unigénito del Padre, tres mil almas se convencieron. Se vieron a sí mismos tales cuales eran, pecadores y corrompidos, y vieron a cristo como su Amigo y Redentor. Cristo fue elevado y glorificado por el poder del Espíritu Santo que descansó sobre los hombres. Por la fe, estos creyentes vieron a Cristo como Aquel que había soportado la humillación, el sufrimiento y la muerte, a fin de que ellos no pereciesen, sino que tuvieran vida eterna. La revelación que el Espíritu hizo de Cristo les impartió la comprensión de su poder y majestad, y elevaron a él sus manos por la fe, diciendo: "Creo".

319. Podemos ser limpiados y salvados de la desobediencia solamente a medida que contemplamos y aceptamos su amor como fue mostrado a través de su sangre vertida en la cruz.

Comentario Bíblico Adventista del Séptimo Día, tomo 5, págs. 1106–1107.

EL plan de salvación, al poner de manifiesto la justicia y el amor de Dios, proporciona una salvaguardia eterna contra la apostasía en los mundos que no cayeron, así como también para aquellos [personas] que serán redimidas por la sangre del Cordero. Nuestra única esperanza es perfecta confianza en la sangre de Aquel que puede salvar hasta lo sumo a los que se allegan a Dios mediante él. La muerte de Cristo en la cruz del Calvario es nuestra única esperanza en este mundo, y será nuestro tema en el mundo venidero . . . ¿Por qué no debe el hombre estudiar el tema de la redención? Es el tema supremo en el cual se puede ocupar la mente humana. Si los hombres contemplaran el amor de Cristo desplegado en la cruz, su fe se fortalecería para apropiarse de los méritos de su sangre derramada, y estarían limpios y salvados de pecado.

Confianza En Vuestro Restaurador

320. Cuando confiamos en Cristo como nuestro Creador, Sustentador, nuestro Sanador, nuestro Capacitador, nuestro Perdonador, y nuestro Redentor, entonces él también se convierte en nuestro Restaurador a su eterno Edén.

El Conflicto de los Siglos, págs. 733–734.

LEGÓ el momento por el cual suspiraron los santos desde que la espada de fuego expulsó a la primera pareja del paraíso—el tiempo de "la redención de la posesión adquirida." Efesios 1:14. La tierra dada al principio al hombre para que fuera su reino, entregada alevosamente por él a manos de Satanás, y conservada durante tanto tiempo por el poderoso enemigo, ha sido recuperada mediante el gran pago de la redención. Todo lo que se había perdido por el pecado, ha sido recuperado. "Así dice Jehová, . . . el que formó la tierra y la hizo, el cual la estableció; no en vano la creó, sino para ser habitada la formó." Isaías 45:18, V.M. El propósito primitivo que tenía Dios al crear la tierra se cumple al convertirse en la morada eterna de los redimidos. "Los justos heredarán la tierra, y vivirán para siempre sobre ella." Salmo 37:29.

El temor de hacer parecer la futura herencia de los santos demasiado material ha inducido a muchos a espiritualizar aquellas verdades que nos hacen considerar la tierra como nuestra morada. Cristo aseguró a sus discípulos que iba a preparar mansiones para ellos en la casa de su Padre. Los que aceptan las enseñanzas de la Palabra de Dios no ignorarán por completo lo que se refiere a la patria celestial. Y sin embargo son "cosas que ojo no vio, ni oído oyó, y que jamás entraron en pensamiento humano—las cosas grandes que ha preparado Dios para los que le aman." 1 Corintios 2:9, V. M. El lenguaje humano no alcanza a describir la recompensa de los justos. Sólo la conocerán quienes la contemplen. Ninguna inteligencia limitada puede comprender la gloria del paraíso de Dios.

En la Biblia se da el nombre de patria a la herencia de los bienaventurados (Hebreos 11:14–16). Allí el divino Pastor conduce su rebaño a los manantiales de aguas vivas. El árbol de vida da su fruto cada mes, y sus hojas son para el servicio de las naciones. Allí las corrientes claras como el cristal fluyen eternamente, y en sus márgenes los árboles se mecen y proyectan su sombra sobre los senderos preparados para los redimidos del Señor. Allí las vastas llanuras alternan con bellísimas colinas y las montañas de Dios elevan sus majestuosas cumbres. En aquellas pacíficas llanuras, al borde de aquellas corrientes vivas, el pueblo de Dios, por tanto tiempo peregrino y errante, encontrará un hogar.

La Obra de Dios

321. Cada obrero abnegado ha de hacer la obra del Señor mediante el ministerio de amor.

Review and Herald, tomo 4, pág. 387.

EL Señor continuamente realizaba actos de amor en su ministerio, y cada ministro del Evangelio debe hacer lo mismo. Él nos ha nombrado sus embajadores, para adelantar su obra en el mundo. A cada fiel y abnegado obrero se le ha dado la comisión: "Id por todo el mundo y predicad el evangelio a toda criatura."

322. Hemos de seguir el ejemplo de la obra de Cristo en este mundo.

Review and Herald, tomo 4, pág. 387.

LEED cuidadosamente la instrucción dada en el Nuevo Testamento. La obra que el Gran Maestro hizo en conexión con sus discípulos es el ejemplo que hemos de seguir.

323. Cristo dio toda su vida terrena para enseñarnos cómo trabajar para Dios.

Battle Creek Letters, pág. 113.

EL Gran Maestro, mientras estuvo en la tierra, dio toda su vida para enseñarnos cómo trabajar como devotos, consagrados misioneros para Dios.

324. Las enseñanzas, curaciones y la predicación de Cristo son el trabajo diseñado para aquellos que tienen mayor luz que ninguna otra generación.

The Australasian Union Conference Record, pág. 119.

CRISTO es nuestro ejemplo. Acerca de su trabajo leemos: Jesús anduvo por toda Galilea, enseñando en sus sinagogas, predicando el Evangelio del reino y sanando toda clase de enfermedades y toda clase de padecimientos que había en el pueblo . . . Toda la gente afligida por distintas enfermedades y atormentadas eran traídas ante él, y aquellos que estaban poseídos de demonios y los que eran lunáticos, también los paralíticos y él sanaba a todos.

Cristo sanaba al pueblo y entonces a los que eran curados y a los que habían presenciado sus milagros, les predicaba el evangelio del reino. Este es el trabajo delineado para aquellos que son mayordomos del mayor tesoro de verdad que jamás se halla confiado a los mortales.

325. El verdadero evangelio consiste en la obra cristiana tanto para el cuerpo como para la mente.

My Life Today, pág. 224.

LA unión del trabajo como hizo Cristo para el cuerpo y la obra como hizo Cristo para el alma es la verdadera interpretación del evangelio.

326. A semejanza de Cristo, los apóstoles, y los setenta, hemos de unir la obra médico misionera con el ministerio de la Palabra.

Consejos sobre la Salud, pág. 518.

EN todas sus labores, unió él la obra misionera médica con el ministerio de la Palabra. Envió a los doce apóstoles, y más tarde a los setenta, a predicar el Evangelio a la gente, y les dio también poder para sanar a los enfermos y echar demonios en su nombre. Así también deben los mensajeros del Señor hacer su obra hoy.

327. Cristo unió la obra de curación y la de enseñanza; pero pasó más tiempo curando, y él es nuestro ejemplo.

The Gospel Herald, pág. 137.

EL Señor Jesús es nuestro Ejemplo. Él vino al mundo como un siervo de la humanidad. Fue de ciudad en ciudad, de aldea en aldea, enseñando el evangelio del reino y curando a los enfermos. Cristo pasó más tiempo curando que enseñando. Como nuestro ejemplo, Cristo unió íntimamente la obra de curación con la de enseñanza, y en nuestros días éstas no deberían estar separadas.

328. El ministerio de la Palabra y la curación de los enfermos son una sóla obra y nunca pueden ni serán separados.

Special Testimonies, Series B, pág. 256.

EL Espíritu Santo nunca ha divorciado y nunca lo hará en el futuro, la obra médico misionera del ministerio evangélico. Estos no pueden ser divorciados. Unidos a Cristo, el ministerio de la Palabra y la curación de los enfermos son uno.

329. Los ministros han de trabajar por el cuerpo así como por el alma, tomando a la gente justamente donde están y ayudándolas en todo lo posible.

Review and Herald, tomo 4, pág. 372.

TOMAR a la gente donde están. cualquiera sea su posición o condición, y ayudarlos en todo lo posible — eso es el ministerio evangélico. Aquellos que están enfermos de cuerpo casi siempre lo están también de mente, y cuando el alma está enferma, el cuerpo también es afectado. Los ministros deberían sentir que es parte de su trabajo el ayudar a los enfermos y afligidos cada vez que tengan la oportunidad. El ministro del evangelio ha de presentar el mensaje, el cual debe ser recibido si la gente ha de ser santificada y preparada para la venida del Señor. Esta obra debe comprender todo lo que abarcó el ministerio de Cristo.

330. El ministerio evangélico es una unión de la obra médico misionera y el ministerio de la Palabra.

La Obra Final

Review and Herald, tomo 4, pág. 372.

EL ministerio evangélico es una organización para la proclamación de la verdad a los enfermos y a los sanos. Combina la obra médico misionera y el ministerio de la Palabra. Mediante la combinación de estas agencias, se ofrecen oportunidades para comunicar la luz, y para presentar el evangelio a todas las clases y estratos de la sociedad. Dios desea que todos los ministros y miembros de iglesia tomen un interés activo y decidido en la obra médico misionera.

331. Cristo dejó en mano de sus seguidores su ministerio de sanidad, con instrucciones de llevarlo a todo el mundo.

Battle Creek Letters, pág. 113.

CUANDO Jesús estaba a punto de ascender a su Padre, él entregó su ministerio de sanidad a sus seguidores dejándoles la comisión: "Id, y haced discípulos a todas las naciones, bautizándolos en el nombre del Padre, y del Hijo, y del Espíritu Santo; enseñándoles que guarden todas las cosas que os he mandado; y he aquí yo estoy con vosotros todos los días, hasta el fin del mundo.

332. Aquellos que creen en Jesucristo han de ser colaboradores con él, revelando en sus palabras y acciones una imagen de su amor.

Pacific Union Recorder, pág. 1.

AQUEL que cree en Jesucristo como su Salvador personal es una colaborador con él, ha de estar unido a su corazón de amor infinito, cooperando con él en su obra de abnegación y benevolencia. Cristo se ha ido de la tierra, pero sus seguidores están todavía en el mundo. Y ellos han de dar, en palabra y acción, y mediante su benevolencia desinteresada, una representación del amor de Cristo.

333. Cristo es el hombre Modelo, el gran Médico Misionero, y nosotros hemos de efectuar la misma obra de abnegación personal.

Loma Linda Messages, pág. 61.

CRISTO se levanta ante nosotros como el gran Hombre modelo, el gran Médico Misionero —un ejemplo para todos los que habrían de venir después. Su amor, puro y santo, bendecía a todos los que entraban en contacto con su esfera de influencia. Su carácter era absolutamente perfecto, libre aun de la más mínima mancha de pecado. Él vino como una expresión del perfecto amor de Dios, no para aplastar, no para juzgar o condenar, pero para sanar todo carácter defectuoso, para salvar a los hombres y a las mujeres del poder de Satanás . . . ¿Cuál es, entonces el ejemplo que hemos de darle al mundo? Hemos de hacer la misma obra que el gran Médico Misionero hizo en nuestro favor. Hemos de seguir el sendero de abnegación que Cristo caminó.

334. La obra médico misionera combina la enseñanza y la curación, y hoy día hemos de unirlas siguiendo el ejemplo de Cristo.

Loma Linda Messages, pág. 338.

CRISTO, el gran Médico Misionero, es nuestro ejemplo. Acerca de él se ha escrito que, "él recorrió toda Galilea, enseñando en las sinagogas de ellos, y predicando el evangelio del reino, y sanando toda enfermedad y toda dolencia en el pueblo." Él sanaba a los enfermos y predicaba el Evangelio. En su servicio, la curación y la predicación estaban estrechamente unidas. Hoy día no han de estar separadas.

335. Conectados con el Médico Divino y uniendo su poder sanador al Evangelio, tendremos éxito en compartir el poder de Dios para salvación.

Loma Linda Messages, pág. 338.

CRISTO comprendía la obra que era necesario hacer por la humanidad sufriente. Cuando estaba a punto de enviar a los doce discípulos en su primer viaje misionero, les dijo: "Y yendo, predicad, diciendo: El reino de los cielos se ha acercado. Sanad los enfermos, limpiad leprosos, resucitad muertos, echad fuera demonios; de gracia recibísteis, dad de gracia." El cumplimiento de esta comisión de parte de los discípulos hizo que su mensaje fuese el poder de Dios para salvación.

Es el plan divino que trabajemos como lo hicieron los discípulos. Conectados con el Médico Divino, hemos de hacer mucho bien en el mundo. El Evangelio es el único antídoto para el pecado. Como los testigos de Cristo, hemos de dar testimonio de su poder. Hemos de llevar a los afligidos al Salvador. Su gracia transformadora y poder milagroso ganará muchas almas para la verdad. Su poder sanador, unido con el mensaje del Evangelio, nos traerá éxito en las emergencias. El Espíritu Santo obrará en los corazones, y veremos la salvación de Dios.

336. No hemos de seguir las artimañas de Satanás para separar la obra médico-misionera del ministerio evangélico.

Loma Linda Messages, pág. 339.

LA obra médico misionera no ha de ser llevada a cabo como algo separado del ministerio del Evangelio. El pueblo de Dios ha de estar unido. No ha de haber ninguna separación en su obra . . . Las dos ramas de trabajo no han de ser separadas. Satanás inventará toda estratagema que sea posible para separar a aquellos a los cuales Dios está tratando de unir. No debemos ser engañados por sus artimañas. La obra médico-misionera ha de estar conectada con la obra del mensaje del tercer ángel, como la mano está conectada con el cuerpo.

337. Cada médico ha de saber cómo curar almas enfermas de pecado, y al mismo tiempo, cómo curar la enfermedad corporal.

Medical Ministry, pág. 31.

CADA médico, ya sea que lo reconozca o no, es responsable por las almas de sus pacientes. El Señor espera de nosotros mucho más de lo que a menudo hacemos por él. Cada médico debería ser un devoto, inteligente evangelista médico-misionero, tan bien versado en el remedio celestial para el alma enferma de pecado, como en la ciencia para curar la enfermedad corporal.

338. Las enfermeras han de unir la enseñanza del Evangelio con la obra de curación.

La Obra de Dios

EN nuestras escuelas y sanatorios, las enfermeras deberían ser entrenadas para salir a trabajar como evangelistas médico-misioneros. Deberían unir la enseñanza del Evangelio de Cristo con la obra de sanidad.

339. Nuestros ministros serían mucho más capaces de hacer la obra de Cristo si estuvieran educados en las ramas médico-misioneras.

Medical Ministry, pág. 239.

SI nuestros ministros trabajasen fervientemente para obtener una educación en las ramas médico-misioneras, estarían mucho mejor preparados para hacer la obra que Cristo hizo como médico misionero. A través del estudio diligente y de la práctica, pueden llegar a estar tan familiarizados con los principios de la reforma pro salud, que dondequiera que vayan, serán una gran bendición para la gente que conozcan.

340. Los colportores deberían aprender cómo tratar la enfermedad.

Medical Ministry, pág. 249.

SE necesitan médicos misioneros para trabajar en diferentes partes del campo. Los colportores deberían aprovechar cada oportunidad que se les concede para aprender a tratar la enfermedad.

341. Cada obrero debería hacer lo que pueda en el tratamiento de las enfermedades.

Pacific Union Recorder, pág. 3.

QUE cada obrero ponga en práctica lo que sabe con respecto al tratamiento de las enfermedades. De esa manera el sufrimiento será aliviado, y se hallarán oportunidades de ofrecerle el pan de vida a las almas hambrientas.

342. Los estudiantes han de recibir una instrucción práctica que los habilite para enseñar a cocinar y a cuidar de los enfermos.

Spaulding Magan, pág. 126.

ES esencial que los estudiantes sean enseñados cómo hacer obra médico misionera, no solamente con la pluma y la voz, sino trabajando con ellos en diversos esfuerzos misioneros. A nuestro alrededor hay personas que necesitan ser enseñadas a cocinar y cómo cuidar de los enfermos. Al ocuparnos en estas ramas de trabajo practicamos la verdad tal como es en Jesús. Los maestros y los estudiantes necesitan estudiar cómo realizar esta obra. Los maestros deberían llevar a los estudiantes a lugares donde se necesita ayuda, dándoles instrucción práctica acerca de cómo cuidar de los enfermos.

343. Los padres no deberían permitir que los niños ni los deberes hogareños sean una excusa para no hacer obra médico-misionera.

Review and Herald, tomo 4, pág. 439.

TODOS pueden hacer algo. En un esfuerzo para excusarse a sí mismos, algunos dicen: "Mis deberes en el hogar, mis niños, requieren mi tiempo y mis medios." Padres, vuestros niños deberían ser vuestra mano ayudadora, aumentando vuestra facultad y habilidad para trabajar para el Maestro. Los niños son los miembros más jóvenes de la familia del Señor. Deberían ser guiados a consagrarse a Dios, a quien pertenecen por creación y por redención. Debería enseñárseles que todas sus facultades físicas, mentales y espirituales son propiedad del Señor. Deberían ser entrenados para ayudar en diversas clases de servicio abnegado. No permitáis que vuestros niños se conviertan en un obstáculo. Deberíais compartir con vuestros niños tanto las cargas físicas como las espirituales. Al ayudar a otros, ellos aumentan su propia felicidad y utilidad.

344. Los niños ociosos han de ser instruidos, de modo que puedan llegar a ser obreros en el ejército de médicos misioneros.

Battle Creek Letters, pág. 26.

LA obra médico misionera ha de romper todas las barreras. Todos están invitados a participar en ella, y a colaborar donde sea necesario. Se ha de alcanzar a los acaudalados, y se ha de solicitar su simpatía y asistencia; porque ¿no son ellos los mayordomos del Señor? Los niños ociosos han de ser instruidos; han de incorporarse al ejército de obreros par ayudar a los enfermos y dolientes. Entrenad a los niños, porque ellos son la heredad del Señor.

345. Dios escoge a menudo hombres sin instrucción para hacer una obra especial en la rama médico misionera.

Testimonies, tomo 7, págs. 25–26.

AQUELLOS a quienes Dios escoge como obreros no siempre son talentosos, en la estimación del mundo. Algunas veces él escoge a hombres sin educación. A ellos les encomienda una obra especial. Ellos alcanzan a una clase a la cual otros no pueden lograr acceso. Abriendo el corazón a la verdad, son hechos sabios en Cristo y por medio de él. Sus vidas inhalan y exhalan la fragancia de la santidad. Sus palabras son cuidadosamente consideradas antes de ser pronunciadas. Tratan de promover el bienestar de sus prójimos. Llevan auxilio y alegría a los necesitados y afligidos. Se dan cuenta de la necesidad de permanecer siempre bajo el entrenamiento de Cristo

346. Aquellos que tienen un sólo talento son llamados a hacer lo que puedan para hacer detener la ola de enfermedad y sufrimiento.

Loma Linda Messages, pág. 72A.

EL Señor desea que cada uno haga lo mejor que pueda. Ud. podrá pensar que puede hacer muy poco, pero recuerde que en la parábola de los talentos, Cristo no representó a todos los siervos como recibiendo la misma cantidad. A un siervo le fueron dados cinco talentos; a otro dos, y a otro uno. Si Ud. tiene solamente un talento, úselo sabiamente, y auméntelo entregándolo a los banqueros. Haga lo que pueda para detener la ola de enfermedad y sufrimiento que está devastando nuestro mundo. Venga en socorro del Señor, para ayudarlo en contra de los poderes de las tinieblas.

347. Cada hombre ha sido llamado a asistir al gran Médico Misionero en los vallados y los caminos.

La Obra Final

The Paulson Collection, págs. 15–16.

DIOS llama a cada hombre a cooperar con el gran Médico Misionero, y a salir a los vallados y a los caminos.

348. Cada verdadero creyente seguirá el ejemplo del Salvador, realizando obra médico misionera.

Review and Herald, tomo 5, pág. 50.

TODO verdadero creyente que ame a Dios se sentirá constreñido a vivir la vida que Cristo vivió en esta tierra. Siguiendo su ejemplo, en nuestra obra médico misionera, revelaremos al mundo que somos sus representantes y que nuestras credenciales son de arriba.

349. Al ser bautizados, cada uno de nosotros fue apartado para seguir a Cristo y proporcionar alivio por medio del trabajo misionero.

Review and Herald, tomo 4, pág. 369.

EL Señor quiere que cada uno de nosotros se eduque para Dios. Al ser bautizados, se nos apartó en el nombre del Padre, del Hijo y del Espíritu Santo, para que entrásemos en la obra que Cristo vino a hacer en este mundo. ¿Qué era él? —En el más alto grado, era un misionero y era un misionero que sanaba.

350. Nuestro deber de ministrar a los enfermos no puede ser llevado a cabo por otros.

Review and Herald, tomo 6, pág. 244.

CRISTO ha encomendado a sus seguidores una labor individual —una obra que no puede ser realizada por representantes. El ministerio hacia los enfermos y los pobres, el impartir el evangelio a los perdidos, no ha sido confiado a comités u organizaciones de caridad. El requerimiento del evangelio consiste en una responsabilidad individual, un esfuerzo individual, un sacrificio personal.

351. La donación de nuestros medios para la obra de Dios no tomará el lugar de nuestro esfuerzo personal.

Hijos e Hijas de Dios, pág. 265.

COMO pueblo, no carecemos de talento. Entre nosotros hay hombres y mujeres cuyas labores Dios aceptaría si ellos se ofrecieran para trabajar por él, pero son muy pocos los que tienen espíritu de sacrificio. Algunos dan de buen grado de sus bienes y creen que cuando lo han hecho, no se requiere nada más de ellos. Al hacerlo no realizan ningún sacrificio especial. La contribución monetaria es buena hasta donde su bondad alcanza, pero a menos que vaya acompañada del esfuerzo personal, no hará mucho para convertir las almas a la verdad. Dios no pide únicamente vuestro dinero, . . . sino a vosotros mismos. Si solamente dais vuestro dinero, manifestáis egoísmo reservándoos a vosotros mismos. Un obrero ferviente en la viña vale más que un millón de pesos, cuando se carece del hombre que realice el trabajo. Esta dádiva de vosotros mismos no será un sacrificio si estimáis debidamente la obra y os dais cuenta de sus necesidades.

352. Cristo trabajará con aquellos que dan no solamente de sus medios, sino que también se ofrecen a sí mismos, para llevar alivio a algunos que se encuentran afligidos.

Spaulding Magan, pág. 140.

ESTUVE . . . en la cárcel, y vinisteis a mí". Tendremos que dar de nuestros medios para sostener a los obreros en los campos que han de cosecharse, y nos regocijaremos sobre las gavillas que se recojan. Pero, si bien esto es cierto, hay una obra que todavía no ha sido emprendida. La misión de Cristo era curar a los enfermos, animar a los abatidos, sanar a los quebrantados de corazón. Esta obra de restauración ha de ser llevada a cabo entre los necesitados, sufrientes de la humanidad. Dios pide no solamente benevolencia, sino también vuestro sonriente semblante, vuestro esfuerzo optimista, el apretón de vuestra mano. Aliviad a algunos de los afligidos de Dios. Algunos están enfermos y han perdido la esperanza. Llevadles el sol nuevamente. Hay almas que han perdido el valor; habladles, orad por ellos. Hay algunos que necesitan el pan de vida. Leedles de la Palabra de Dios. Existe una enfermedad del alma que ningún bálsamo puede curar, que ninguna medicina puede sanar. Orad por ellos, y llevadlos a Jesucristo. En toda vuestra obra, Cristo estará presente para hacer impresiones en los corazones humanos.

353. Cada uno de nosotros ha de ser un filántropo cristiano, haciendo obra médico misionera.

Review and Herald, tomo 6, pág. 441.

SE necesitan ahora hombres inteligentes, abnegados y generosos, hombres que comprendan la solemnidad e importancia de la obra de Dios, y quienes, como filántropos cristianos llevarán a cabo la comisión de Cristo. La obra médico misionera que se nos ha encomendado es significativa para cada uno de nosotros. Es una obra de salvar almas; es la proclamación del evangelio.

354. Por un parte, los verdaderos médicos misioneros llevarán alivio a los enfermos del pecado, y por la otra, a los que están enfermos físicamente.

Medical Ministry, pág. 328.

POR una parte [un mano] han de llevar el evangelio para proporcionar alivio a las almas cargadas de pecado; y por otra parte [otro mano] han de llevar remedios para el alivio de los que sufren físicamente. De esa manera serán verdaderos médicos misioneros.

355. Cristo se acercará para instruirnos en las lecciones prácticas de cómo atender a la humanidad sufriente.

Pacific Union Recorder, pág. 2.

TODOS pueden laborar por la salvación de aquellos que se encuentran fuera del arca de seguridad. Cuando los miembros de iglesia se comprometen fielmente al servicio de Dios, dedicados a hacer obra médico misionera; cuando toman las riendas del trabajo abnegadamente, porque aman las almas por las que Cristo murió, y están deseosos de unirse con el Gran Misionero, él se acercará mucho a ellos para instruirlos. La vida está llena de oportunidades para el misionero práctico. Todo hombre, mujer, y niño puede sembrar cada día las semillas de palabras amables y actos desinteresados. El mundo no es un parque de juegos donde hemos de divertirnos; es una escuela en la cual hemos de estudiar ferviente y profundamente las lecciones dadas en la Palabra de Dios. Allí podemos aprender cómo buscar a las almas en los caminos y los vallados de la vida. Si aquellos que se envuelven tan ardorosamente en los juegos de este mundo se esforzaran tan ardientemente por la corona de la vida, la cual es imperecedera, ¡qué victorias obtendrían! Se convertirían en verdaderos misioneros, y verían cuánto se podría hacer para aliviar a la humanidad sufriente. ¡Qué bendición sería esta! Lo que necesitamos es una educación práctica. Cuando los ministros y el pueblo practiquen las lecciones que Cristo ha dado en su Palabra, serán semejantes a él en carácter.

356. Un aliento de vida llegará a nuestras iglesias cuando éstas combinen la obra médico misionera con la proclamación del mensaje del tercer ángel.

Loma Linda Messages, pág. 74.

COMBINAD la obra médico misionera y la proclamación del mensaje del tercer ángel. Haced esfuerzos regulares y organizados para elevar a las iglesias fuera del nivel mortecino en el que han estado por años. Enviad obreros que presenten los principios de la reforma pro salud ante cada iglesia en Michigan. Y veréis si el aliento de vida no viene a estas iglesias.

357. Hemos de entrenar y trabajar rápidamente, para prevenir que el enemigo tome posesión de los campos que ahora están abiertos para nosotros.

Loma Linda Messages, pág. 58.

SE necesitan obreros —médicos misioneros— ahora. No podemos darnos el lujo de pasar años en preparación. Pronto, las puertas que ahora están abiertas a la verdad se cerrarán para siempre. Llevad el mensaje ahora. No esperéis, permitiendo que el enemigo tome posesión de los campos que ahora están abiertos ante vosotros. Que pequeñas compañías salgan a hacer la obra que Cristo comisionó a sus discípulos. Que trabajen como evangelistas, distribuyendo nuestras publicaciones, y hablando acerca de la verdad a los que encuentren. Que oren por los enfermos, atendiendo a sus necesidades sin el empleo de drogas, sino con remedios naturales, y enseñándoles cómo recuperar la salud y evitar la enfermedad.

358. Hay algunos que pueden hacer obra médico misionera aceptable con sólo unos pocos meses de instrucción.

The Paulson Collection, pág. 38.

HAY algunos que con sólo unos pocos meses de instrucción estarán preparados para salir y hacer una obra médico misionera aceptable. Algunos no pueden sentir que es su deber el dedicarle años a una rama de estudio.

359. Si estamos haciendo lo mejor que podemos para aliviar el sufrimiento, Dios nos dará conocimiento proveniente de la escuela superior.

Special Testimonies, Serie B, págs. 214–215.

MUCHOS que no han podido tomar un curso regular de estudio en la escuela, saldrán a trabajar para el Maestro. Dios ayudará a esos obreros. Ellos obtendrán conocimiento proveniente de la escuela superior, y serán capacitados para tomar su lugar en las filas de los obreros como enfermeros. El gran Médico Misionero ve cada esfuerzo que se hace para lograr acceso a las almas y presentarles los principios de la reforma pro salud.

Cambios decididos se están llevando a cabo en nuestro mundo. El Señor ha declarado que él reducirá todo a ruinas, a ruinas. Hombres humildes que hasta ahora han permanecido en la oscuridad deben ahora recibir la oportunidad de convertirse en obreros.

A los que salen a hacer obra médico misionera les diría: "Servid al Señor Jesucristo con un entendimiento santificado, en conexión con los ministros del evangelio y el Gran Maestro. Aquel que os ha dado vuestra comisión, os dará habilidad y sabiduría a medida que os consagráis a su servicio, ocupándoos diligentemente en el trabajo y el estudio, haciendo lo mejor que podáis para proporcionar alivio a los enfermos y sufrientes."

360. Todos pueden adquirir sabiduría en los temas de salud estudiando nuestra literatura.

Medical Ministry, pág. 320.

SOLAMENTE unos pocos pueden tomar un curso de entrenamiento en nuestras instituciones médicas. Pero todos pueden estudiar nuestra literatura de salud, y adquirir sabiduría en este tema tan importante.

361. Necesitamos apreciar y estudiar más los libros escritos para nuestra instrucción en la obra médico misionera.

Joyas de los Testimonios, tomo 3, pág. 103.

NUESTROS hermanos y hermanas deben demostrar que se interesan intensamente en la obra misionera médica. Deben prepararse para hacerse útiles estudiando los libros escritos para nuestra instrucción en este sentido. Dichos libros son dignos de nuestra atención y merecen que se los aprecie más que en lo pasado.

362. El plan celestial es que usemos en nuestra obra de salud los agentes simples y económicos de la naturaleza.

Joyas de los Testimonios, tomo 2, pág. 142.

HAY muchas maneras de practicar el arte de sanar; pero hay una sola que el cielo aprueba. Los remedios de Dios son los simples agentes de la naturaleza, que no recargarán ni debilitarán el organismo por la fuerza de sus propiedades. El aire puro y el agua, el aseo y la debida alimentación, la pureza en la vida y una firme confianza en Dios, son remedios por cuya falta millares están muriendo; sin embargo, estos remedios están pasando de moda porque su uso hábil requiere trabajo que la gente no aprecia. El aire puro, el ejercicio, el agua pura y un ambiente limpio y amable, están al alcance de todos con poco costo.

363. Cada persona ha de ser sabia en la aplicación de los ocho remedios naturales.

El Ministerio de Curación, pág. 89.

EL aire puro, el sol, la abstinencia, el descanso, el ejercicio, un régimen alimenticio conveniente, el agua y la confianza en el poder divino son los verdaderos remedios. Todos debieran conocer los agentes que la naturaleza provee como remedios, y saber aplicarlos.

364. La explicación de las leyes naturales y la urgencia en obedecerlas es parte del mensaje del tercer ángel.

Consejos sobre la Salud, pág. 22.

LA obra que acompaña al mensaje del tercer ángel consiste en explicar las leyes naturales y exhortar a que se obedezcan. La ignorancia no es excusa ahora para la transgresión de la ley.

365. Para seguir en las pisadas de Jesús, debemos ayudar a los enfermos de la misma manera que él lo hizo.

My Life Today, pág. 227.

JESÚS llegó a tener un contacto personal con los hombres. Él no se mantuvo alejado y apartado de aquellos que necesitaban su ayuda. Visitó los hogares de los hombres, consoló a los afligidos, curó a los enfermos, despertó a los indiferentes, y anduvo haciendo bienes. Y si seguimos en las pisadas de Jesús debemos obrar como él lo hizo. Debemos prestarle a los hombres la misma clase de ayuda que él les dio.

366. Si queremos alcanzar los corazones de nuestros semejantes, debemos aliviar sus necesidades físicas como Cristo lo hizo.

Ellen G. White Pamphlets in the Concordance, tomo 1, pág. 57.

EL ejemplo de Cristo ha de ser seguido por aquellos que dicen ser sus hijos. Aliviad las necesidades físicas de vuestros semejantes, y su gratitud derribará las barreras, y os habilitará para alcanzar sus corazones.

367. No hemos de dilatar el trabajo médico misionero que Cristo nos ha comisionado a hacer para él.

Loma Linda Messages, pág. 384.

CRISTO ya no se encuentra en este mundo en persona, para ir a través de nuestras ciudades, pueblos y aldeas, sanando a los enfermos. Él nos ha comisionado para llevar adelante la obra médico misionera que él comenzó; y en esta obra hemos de hacer lo mejor que podamos . . . Se me ha instruido que no debemos dilatar la obra que necesita ser hecha en el área de la reforma pro salud.

368. Los mensajeros celestiales pronto pasarán por alto a los que se demoran en hacer lo que pueden.

Loma Linda Messages, pág. 83.

PRONTO habrá un despertar que sorprenderá a muchos. Aquellos que no se dan cuenta de la necesidad de lo que debe hacerse, serán pasados por alto, y los mensajeros celestiales trabajarán con aquellos que han sido llamados gente común, preparándolos para llevar la verdad a muchos lugares. Ahora es el tiempo de despertar y hacer lo que podamos.

369. Cristo levantará e instruirá a los que están deseosos de hacer su voluntad.

Testimonies, tomo 7, págs. 101–102.

INSTRUIRÉ al ignorante, y ungiré con el colirio celestial los ojos de muchos que ahora están en tinieblas espirituales. Levantaré agentes que cumplirán mi voluntad para preparar un pueblo que pueda estar en pie ante mí en el tiempo del fin."

370. Veremos la obra médico misionera derramarse en forma de miles de corrientes para cubrir toda la tierra.

Medical Ministry, pág. 317.

VEREMOS la obra médica misionera ampliarse y profundizarse en cada punto de su avance, a causa de la afluencia de cientos de miles de corrientes, hasta que toda la tierra sea cubierta como las aguas cubren el mar.

La Agricultura y Nuestra Obra de Salud

371. Nuestra obra primordial es estudiar el área de la agricultura, el A, B y C de la educación.

Joyas de los Testimonios, tomo 2, pág. 445.

EL estudio en materia de agricultura debe ser el ABC de la educación dada en nuestras escuelas. Esta es precisamente la primera área que debiera iniciarse.

372. Es muy importante que el estudio de la fisiología ocupe el primer lugar en los estudios de la niñez.

Ellen G. White Pamphlets in Concordance, tomo 2, pág. 484.

UN conocimiento práctico de la ciencia de la vida humana es necesario para poder glorificar a Dios en nuestros cuerpos. Por lo tanto, es de la mayor importancia que entre los estudios seleccionados para la niñez, la fisiología ocupe el primer lugar.

Es bueno que la fisiología se introduzca en las escuelas comunes como una rama de la educación. Todos los niños deberían estudiarla. Debería ser considerada como la base de todo esfuerzo educativo.

373. La obediencia a las leyes de la naturaleza es la condición para obtener éxito en la agricultura.

Conducción del Niño, pág. 54.

NADIE puede tener éxito en los trabajos agrícolas o de la huerta si no presta atención a las necesidades especiales de cada variedad de plantas. las diversas variedades requieren terreno y cultivo diferentes, y la condición del éxito es la obediencia a las leyes que rigen a cada una . . . Al desarrollar el cuidado, la paciencia, la atención a los detalles, la obediencia a la ley, se obtiene una educación esencial.

374. La obediencia a las leyes divinas de la naturaleza es la única manera de recuperar o de preservar la salud.

Loma Linda Messages, pág. 110.

LAS leyes de la naturaleza, son tan divinas como los preceptos del Decálogo, y solamente en obediencia a ellas se puede recuperar o preservar la salud.

375. Dios ordenó los inventos modernos para aliviar el trabajo de cultivar la tierra.

Comentario Bíblico Adventista del Séptimo Día, tomo 1, pág. 1103.

MIENTRAS mayor ha sido el tiempo en que la tierra ha yacido bajo la maldición, más difícil le ha sido al ser humano cultivarla y hacerla productiva. A medida que el suelo se ha vuelto más improductivo y se ha hecho necesario duplicar la labor para trabajarlo, Dios ha suscitado hombres con facultades ingeniosas para construir implementos que alivien las tareas de la tierra que gime bajo la maldición.

376. El desarrollo de los sistemas de transportación rápida es un ejemplo de que Dios usa aun a los hombres impenitentes para llevar a cabo su obra.

Fundamentals of Christian Education, pág. 409.

EL conocimiento actual que existe en el mundo puede ser adquirido; porque todos los hombres son propiedad de Dios, y son usados por Dios para cumplir su propósito en ciertas esferas, aun cuando rechazan al hombre Jesucristo como su Salvador. No siempre se puede discernir la manera como Dios usa a los hombres, pero él sí los usa. Dios le confiere talentos y capacidad inventiva a los hombres, para que su gran obra pueda ser realizada en nuestro mundo. Se supone que las invenciones de las mentes humanas surjen de la humanidad, pero Dios está detrás de todo ello. Él ha hecho que los sistemas de transportación rápida se inventaran para el gran día de su preparación.

377. El gran Médico coopera con todo el que trabaja para aliviar a la humanidad sufriente.

Spaulding Magan, pág. 127.

EL gran Médico coopera con todo esfuerzo hecho en favor de la humanidad sufriente . . . su corazón lleno de simpatía se conmueve por todos los que sufren sobre la tierra, y él coopera con todo el que trabaja para aliviarlos.

378. La desobediencia a las leyes de la salud hace necesario el uso de drogas.

Medical Ministry, pág. 222.

EL abandono de la carne, sustituyéndola por platos saludables bien preparados, colocaría un gran número de los enfermos y sufrientes en el camino de recuperar la salud, sin tener que usar drogas. Pero si el médico anima a sus pacientes inválidos a tener una dieta de carne, entonces él hará del uso de drogas una necesidad.

379. Aquellos que persisten en el uso de sustancias dañinas sentirán la necesidad de las drogas.

Consejos sobre la Salud, pág. 258.

HAY que educar a la gente para que se aleje del empleo de drogas. Hay que usarlas cada vez menos y hay que confiar cada ves más en los recursos de la higiene; entonces la naturaleza responderá a la acción de los médicos de Dios: el aire puro, agua pura, ejercicio adecuado y una conciencia limpia. Los que insisten en el uso de té, café y carne sentirán la necesidad de droga, pero muchos podrían recuperarse sin medicinas si obedecieran las leyes de la salud. Es necesario utilizar las drogas sólo infrecuentemente.

380. Aquellos que benefician a la humanidad, están reflejando los rayos del Sol de justicia.

El Deseado de Todas la Gentes, págs. 429–430.

EL mundo ha tenido sus grandes maestros, hombres de intelecto gigantesco y penetración maravillosa, hombres cuyas declaraciones han estimulado el pensamiento y abierto vastos campos de conocimiento; y esos hombres han sido honrados como guías y benefactores de su raza . . . Como la luna y los planetas del sistema solar brillan por la luz reflejada del sol, así, hasta donde su enseñanza es verdadera, los grandes pensadores del mundo reflejan los rayos del Sol de justicia. Toda gema del pensamiento, todo destello de la inteligencia, procede de la Luz del mundo.

381. En todo impulso de amor que lleva a beneficiar y elevar a otros se revela la obra del Espíritu Santo.

Palabras de Vida del Gran Maestro, pág. 317.

SIEMPRE que haya un impulso de amor y simpatía, siempre que el corazón anhele beneficiar y elevar a otros, se revela la obra del Espíritu Santo . . . [Tales] actos demuestran la obra de un poder divino.

382. Las leyes de la naturaleza operan de una manera previsible y consistente.

Palabras de Vida del Gran Maestro, pág. 62.

EN las leyes por las cuales Dios rige la naturaleza, el efecto sigue a la causa con certeza infalible.

383. El rápido aumento en conocimiento científico ha sido ordenado por Dios.

Patriarcas y Profetas, pág. 105.

DIOS ha permitido que raudales de luz se derramasen sobre el mundo, tanto en las ciencias como en las artes.

384. La cooperación con el Creador es la única manera de tener éxito en lo temporal tanto como en lo espiritual.

Palabras de Vida del Gran Maestro, pág. 60.

CUANDO quiera que el hombre alcanza algo, sea en lo espiritual o en lo temporal, debe recordar que lo hace por medio de la cooperación con su Hacedor.

385. A través de algunas de las invenciones modernas, Satanás hace que el hombre se olvide de Dios.

Comentario Bíblico Adventista del Séptimo Día, pág. 1103.

PERO Dios no ha estado en todos los inventos. En gran medida, Satanás ha regido las mentes humanas y las ha impelido a nuevos inventos que las han hecho olvidarse de Dios.

386. El Señor ha señalado la obra de los adventistas del séptimo día, la cual es diferente de la obra que el Señor ha ordenado para el Ejército de Salvación.

Testimonies, tomo 8, págs. 184–185.

EL Señor ha señalado nuestra obra. Como pueblo, no hemos de imitar los métodos del Ejército de Salvación. Esta no es la obra que el Señor nos ha dado para hacer. Tampoco es nuestra obra el condenarlos y hablar palabras duras contra ellos. Hay almas preciosas, y abnegadas en el Ejército de Salvación. Hemos de tratarlas con bondad. En el Ejército hay almas sinceras, que están sirviendo al Señor y que verán mayor luz, avanzando hacia la aceptación de toda la verdad. Los obreros del Ejército de Salvación están tratando de salvar a los abandonados y oprimidos. No los desaniméis. Dejadlos hacer esa clase de labor por sus propios métodos y en su propia forma. Pero el Señor ha señalado claramente la obra que los adventistas del séptimo día han de hacer.

387. La obra de Dios para su pueblo no ha de ser interferida con el apoyo de labores que no les han sido asignadas.

Joyas de los Testimonios, tomo 2, págs. 523–524.

CUIDAR de estos menesterosos es buena obra; pero en esta época del mundo, el Señor no ordena a nuestro pueblo que establezca grandes y costosas instituciones con este fin. Sin embargo, si hay entre nosotros quienes se sientan llamados por Dios para establecer instituciones dedicadas a cuidar de los niños huérfanos, cumplan lo que consideran su deber. Pero al cuidar de los pobres del mundo, deben solicitar la ayuda del mundo. No deben recurrir al pueblo al cual el Señor confió la obra más importante que haya sido dada a los hombres, que consiste en proclamar el último mensaje de misericordia a todas las naciones, tribus, lenguas y pueblos. La tesorería del Señor debe tener un superávit para sostener la obra del Evangelio en "las regiones lejanas."

388. Hemos de estudiar y enseñar siempre los remedios más sencillos que sean accesibles a la gente común.

Mensajes Selectos, tomo 2, pág. 343.

HAY que estudiar y enseñar siempre el uso de los remedios sencillos, y así podemos esperar la bendición especial de Dios que acompaña al uso de estos medios que están al alcance de la gente en general.

389. El avance de la obra de Dios no requiere de edificios, mobiliarios o equipo costoso.

El Ministerio de Curación, pág. 24.

NI las riquezas, ni la alta posición social, ni el costoso atavío, ni suntuosos edificios ni mobiliarios se necesitan para el adelanto de la obra de Dios.

390. En el sencillo plan de Dios para la educación, no se necesitan muchas invenciones costosas.

Loma Linda Messages, pág. 355.

HAY muchas invenciones que cuestan grandes sumas de dinero, las cuales no conviene que sean introducidas en nuestra obra. Éstas no son lo que nuestros estudiantes necesitan. Que la educación dada sea sencilla en su naturaleza.

391. Necesitamos enfatizar aquellos métodos y tecnologías que los pacientes pueden usar en sus hogares.

Ellen G. White Pamphlets in Concordance, tomo 3, pág. 135.

AQUELLOS que salen del Sanatorio deberían irse tan bien instruidos que puedan enseñar a otros los métodos para tratar a sus familias.

Existe el peligro de gastar demasiado dinero en maquinaria y aparatos que los pacientes nunca podrían usar en sus lecciones en el hogar.

392. Hemos de movernos lentamente en la adquisición de equipo que requiere ser operado por expertos.

Ellen G. White Pamphlets in Concordance, tomo 3, pág. 135.

AHORA estoy segura de que debe tener un gran cuidado en comprar instrumentos eléctricos y costosos aparatos mecánicos. Muévase lentamente, Hno. Burden, y no confíe en hombres que suponen que comprenden lo que es esencial, y quienes se lanzan a gastar dinero para muchas cosas que requieren ser operadas por expertos.

393. Hemos de exaltar aquellos principios que vivirán por los siglos de la eternidad.

Exaltad a Jesús, pág. 360.

DIOS le ha dado al hombre principios inmortales ante los cuales las potencias humanas se inclinarán algún día. Nos ha confiado la verdad en depósito. Los preciosos rayos de esta luz no se deben esconder debajo de un cajón, sino que deben alumbrar a todos los que están en casa. La verdad, la verdad imperecedera, debe hacerse prominente. Muéstreles a las personas con quienes se relaciona que para usted la verdad es de importancia capital. Para usted significa mucho mantenerse firme ante los principios que perdurarán durante las edades eternas.

394. Todo conflicto con las leyes de la naturaleza crea un alma enferma.

The Health Reformer, pág. 215.

TODO lo que esté en conflicto con las leyes de la naturaleza crea una enfermedad en el alma.

395. Necesitamos evitar el trabajo digno de encomio que el Señor no ha colocado en nuestras manos.

Spaulding Magan, pág. 116.

EXISTE siempre el peligro de encargarnos del trabajo que el Señor no ha colocado en nuestras manos, y descuidar aquello que él nos ha dado para hacer, y lo cual honraría más su nombre; aquello que a los ojos humanos puede parecer digno de encomio, puede ser justamente lo que el Señor no ha puesto en nuestras manos.

396. Dios espera que destruyamos las pestes que ponen en peligro la salud.

Mensajes Selectos, tomo 3, pág. 376.

ESTA tierra ha sido maldita por causa del pecado, y en estos postreros días, gusanos e insectos de toda especie se multiplicarán. Estas pestes deben ser exterminadas, o de otra manera nos molestarán, nos atormentarán, y hasta destruirán la obra de nuestras manos y los frutos de nuestra tierra. Existen lugares en donde hay hormigas (termitas) que destruyen totalmente la estructura de madera de las casas. ¿No deben éstas ser destruidas? Los árboles frutales deben ser fumigados para que los insectos que echan a perder la fruta sean exterminados. Dios nos ha dado una parte que hacer, y esta parte debemos ejecutarla con fidelidad. Entonces podremos dejar el resto a cargo del Señor.

397. Hemos de colocarnos en las condiciones más favorables para la recuperación de la salud.

Spaulding Magan, pág. 7.

AGRADEZCO al Señor el privilegio que nos concede de cooperar con él en la obra de restauración, haciendo uso de todas las ventajas disponibles para la recuperación de la salud. El colocarnos en la condición más favorable para la recuperación no es negar nuestra fe.

398. Es la voluntad de Dios que usemos hasta donde sea necesario, toda facilidad para la restauración de la salud que esté en armonía con las leyes naturales.

El Ministerio de Curación, pág. 177.

HACER uso de los agentes curativos que Dios ha suministrado para aliviar el dolor y para ayudar a la naturaleza en su obra restauradora no es negar nuestra fe. No lo es tampoco el cooperar con Dios y ponernos en la condición más favorable para recuperar la salud. Dios nos ha facultado para que conozcamos las leyes de la vida. Este conocimiento ha sido puesto a nuestro alcance para que lo usemos. Debemos aprovechar toda facilidad para la restauración de la salud, sacando todas las ventajas posibles y trabajando en armonía con las leyes naturales.

399. La verdadera recuperación de la enfermedad proviene de Dios.

El Ministerio de Curación, pág. 76.

TODO poder capaz de dar vida procede de él. Cuando alguien se repone de una enfermedad, es Dios quien lo sana.

400. El café fuerte puede usarse como una medicina, pero el café no debe usarse como una bebida.

Mensajes Selectos, tomo 2, pág. 347.

QUE yo sepa, no he bebido una taza de café genuino durante veinte años; solamente, como he dicho, durante mi enfermedad bebí, como medicina, una taza de café bien cargado y mezclado con un huevo crudo.

401. También el té se puede usar como un medicamento pero no como una bebida.

Mensajes Selectos, tomo 2, pág. 347.

NO uso té, ya sea verde o negro. Ni una cucharada de él ha pasado por mis labios durante muchos años, a no ser una vez cuando viajaba en el mar y tuve que tomarlo como medicina porque estaba enferma y vomitaba. En tales circunstancias puede ofrecer un oportuno alivio.

402. Elena de White recibió tratamientos de rayos X, por lo cual ella estaba agradecida.

Mensajes Selectos, tomo 2, pág. 349.

DURANTE varias semanas recibí tratamientos con rayos X para la mancha negra que tenía en la frente. En total fueron veintitrés aplicaciones que hicieron desaparecer completamente la mancha. Estoy muy agradecida por esto.

403. Se sugieren las transfusiones de sangre como un medio para salvar vidas.

Medical Ministry, págs. 286–287.

HAY una cosa que ha salvado vidas—una transfusión de sangre de una persona a otra; pero eso sería difícil y posiblemente imposible de hacer para Ud. Simplemente lo sugiero.

404. Nuestra profetisa recibió y recomendó el recibir la vacuna contra la viruela.

Mensajes Selectos, tomo 2, pág. 348.

UD. pide información definida y concisa concerniente a lo que la Hna. White escribió acerca de la vacunación y del suero.

"Es posible contestar brevemente esta pregunta, porque hasta donde tenemos registro, ella no se refirió a estas cosas en ninguno de sus escritos.

"Sin embargo, le interesará saber que una vez cuando había una epidemia de viruela en la región, ella misma fue vacunada, e instó a sus colaboradores, los que trabajaban con ella, a que se vacunaran. Al dar este paso, la Hna. White reconoció el hecho de que ha sido demostrado que la vacuna inmuniza contra la viruela o bien atenúa enormemente sus efectos si es que se la contrae. Reconoció también el peligro de contagiar a otros si no se tomaba esta precaución." D. E. Robinson, secretario de Elena G. de White.

405. Se deben efectuar las cirugías que sean necesarias.

Mensajes Selectos, tomo 2, págs. 325–326.

TENEMOS el privilegio de utilizar todos los medios señalados por Dios de acuerdo con nuestra fe, y luego confiar en Dios cuando hemos pedido el cumplimiento de la promesa. Si hay necesidad de practicar una operación quirúrgica, y el cirujano está dispuesto a encargarse del caso, no constituye una negación de la fe el llevar a cabo la operación. Después que el paciente ha encomendado su voluntad a la voluntad de Dios, confíese y acérquese al Gran Médico, al Poderoso Sanador, y entréguese a él en confianza. El Señor honrará su fe en la forma que considere mejor para la gloria de su nombre.

406. Estimulantes fuertes y todos los medios restauradores que se hallaban disponibles fueron utilizados en el esfuerzo para prevenir la muerte del Pastor Jaime White.

Un Recuento de la Ultima Enfermedad y Muerte del Pastor Jaime White, (una declaración del Dr. J. H. Kellogg), págs. 19–20.

A LAS ocho de la noche del 5 de agosto de 1881, examiné su pulso, y noté la misma peculiaridad que había observado la noche anterior—debilidad, y una frecuencia poco común, aunque no había fiebre ni evidencia alguna de enfriamiento, siendo que el cuerpo estaba caliente. Él se describió a sí mismo como sintiéndose totalmente cómodo, pero inclinado a dormir. Aproximadamente cinco minutos después examiné su pulso nuevamente, y observé una pequeña irregularidad. Inmediatamente le fueron administrados estimulantes fuertes, y se le informó a la Sra. de White y a un número de amigos especiales que su condición era crítica.

"Los síntomas de gravedad empeoraron rápidamente por una hora, a pesar de que se hicieron los esfuerzos más vigorosos que se podían hacer a través del uso de estimulantes y medios restauradores de toda clase, los cuales se hallaban a mano . . .

"A las diez de la mañana del 6 de agosto de 1881, él pudo conversar un poco en oraciones breves, pero sus pupilas todavía estaban dilatadas y los síntomas de parálisis de ciertas áreas del cerebro, que habían aparecido la noche anterior, continuaban.

"Con la aprobación de los amigos, pedimos la opinión del Dr. Millspaugh, de la ciudad, quien estuvo completamente de acuerdo con nosotros en cuanto a la condición del paciente y al tratamiento apropiado.

"Alrededor de la una de la tarde, su pulso repentinamente aumentó en rapidez, y pronto se volvió débil e irregular. Treinta minutos después perdió el sentido, y su pulso rápidamente se elevó a 176 y su respiración a 60 por minuto. Su temperatura era de 99 grados, medio grado por encima de la temperatura normal. Los mismos procedimientos usados durante el ataque anterior fueron empleados de nuevo, pero sin resultado alguno, y él permaneció en la condición descrita hasta que expiró, justamente después de las 5 p.m."

407 Cuando existe el peligro de muerte, hemos de hacer lo mejor que podamos, hasta administrar quinina para combatir la malaria.

Mensajes Selectos, tomo 2, pág. 322.

CIERTA vez, cuando estábamos en Australia, un hermano que había trabajado como misionero en las islas, le habló a mamá acerca de la enfermedad y la muerte de su hijo mayor. Este se hallaba gravemente enfermo de malaria, y aconsejaron a su padre que le diera quinina; pero en vista del consejo dado en los testimonios de no utilizar quinina, rehusó proporcionársela, y su hijo murió. Cuando se encontró con la Hna. White, le formuló esta pregunta: '¿Habría pecado yo al administrar quinina al muchacho cuando no tenía otro medio de controlar la malaria, y cuando sabía que moriría si no se la proporcionaba? Ella contestó: 'No, porque se espera que hagamos lo mejor que podemos.' "

408. Nuestro personal médico no debe honrar ningún sistema sanitario, pero debe aprender lo mejor de los diversos sistemas.

The Medical Evangelist, October-November, 1911, pág. 132, (como fue citado en A Compendium on Outpost Evangelism, por James y David Lee, Cuarta Edición, 1986.)

CUANDO se le preguntó con respecto a la obra que había de hacerse en Loma Linda, la Sra. White dijo durante la conferencia de Mountain View, en enero de 1910, "Todo lo que nuestros jóvenes necesitan saber para su preparación como médicos, es lo que debemos estar preparados para enseñarles."

Debe dárseles a nuestros médicos misioneros las oportunidades de aprender los mejores tratamientos practicados por los alópatas, los eclécticos, los homeópatas,

La Agricultura y Nuestra Obra de Salud

los osteópatas, [los naturistas], y los doctores que curan con el agua, pero ninguno de estos métodos debe ser adoptado como si consistiera en todo lo que nuestros médicos necesitan saber: ni tampoco debería adoptarse el nombre de ninguno de estos métodos como la 'enseña de nuestra denominación.' Nuestros médicos tampoco deberían darle el crédito o el honor de los resultados de sus labores bajo la dirección de Dios, a ningún hombre o grupo de hombres, ni a ninguna localidad ni método.

409. El Dr. Kellogg usaba el espíritu de profecía como una guía para determinar lo que era verdadero en el área del conocimiento médico.

Cómo el Kellogg se mantenía anticipado a su época. E. G. White Publication Document, file 46, Windows, 144.

EL [Dr. Kellogg], dijo que cuando algo nuevo surgía en el mundo de la medicina, él sabía por su conocimiento del espíritu de profecía si esto pertenecía en nuestro sistema o no. Si pertenecía, él lo aceptaba inmediatamente y lo promovía, mientras que el resto de los médicos lentamente experimentaban, y cuando finalmente ellos lo adoptaban, él les llevaba la delantera por cinco años.

Por otra parte, cuando la profesión médica era arrastrada por alguna novedad, si ésta no encajaba con la luz que habíamos recibido [a través de Elena de White], él simplemente no la tocaba. Cuando los médicos finalmente descubrían su error, se preguntaban porque el Dr. Kellogg no había caído en ello.

410. A pesar de usar todos los medios posibles, el cuarto hijo de Elena de White murió en la infancia a causa de erisipelas.

Testimonies, tomo 1, pág. 245.

A LA mañana siguiente, él, (John Herbert, el cuarto hijo de Elena de White, quien era un infante) se enfermó seriamente. Era un caso extremo de erisipelas en la cara y en la cabeza . . . mi querido bebé sufrió mucho. Por veinticuatro días y noches velamos ansiosamente sobre él, usando todos los medios que pudimos para su recuperación y presentando su caso fervientemente ante el Señor . . . Pero nuestro Padre celestial consideró mejor remover a nuestro amado hijo.

411. El hijo mayor de los White murió de neumonía a la edad de dieciséis años.

The Health Reformer, pág. 122.

MI mente retrocede hacia una tumba en el cementerio de Oak Hill, en Battle Creek, Michigan. Veo allí dos tumbas. Mi noble primogénito (Henry), llena la tumba grande. Luego viene la tumba pequeña en donde descansa mi querido bebé, mi último hijo. El primero murió (el 8 de diciembre de 1863) de una inflamación de los pulmones, después de una enfermedad de ocho días . . . El segundo murió (el 14 de diciembre de 1860), por dormir en una habitación que no había sido usada por dos semanas.

412. Aunque el mundo se está envejeciendo como ropa de vestir, Dios nunca dejará de bendecir el cultivo de la tierra.

Joyas de los Testimonios, tomo 2, pág. 444.

SI se cultiva la tierra, ella proveerá, con la bendición de Dios, para nuestras necesidades. No tenemos que desanimarnos en cuanto a las cosas temporales en virtud de fracasos aparentes ni debiéramos desorazonarnos a causa de la tardanza. Debiéramos trabajar el suelo alegre, esperanzada y agradecidamente, estando persuadidos de que la tierra encierra en su seno ricas provisiones para el obrero fiel, provisiones más preciosas que oro o plata. La mezquindad que se le atribuye es un testimonio falso. Con un cultivo adecuado e inteligente, la tierra entregará sus tesoros para provecho del hombre. Las montañas y las colinas están cambiando; la tierra se está envejeciendo como ropa de vestir; empero la bendición del Dios que tendió mesa para su pueblo en el desierto no cesará jamás.

413. El noventa por ciento de los enfermos se recuperará si viven perseverantemente la reforma pro salud.

Medical Ministry, pág. 224

SI los enfermos y sufrientes practican todo lo que saben con respecto a los principios de la reforma pro salud con perseverancia, en nueve casos de diez, se recuperarán de sus enfermedades.

414. La enfermedad será rara en aquellos que consideran sus necesidades corporales de una manera inteligente.

Mensajes Selectos, tomo 2, pág. 291.

SI todos se preocupasen de tener un conocimiento aceptable de sus necesidades corporales, la enfermedad será rara en vez de ser tan común. Una onza de prevención vale más que una libra de cura.

415. Es urgente que nos mudemos al campo, donde podamos cultivar nuestros propios vegetales

Country Living, pág. 21.

CUANDO el poder se une con la maldad, éste hace alianza con las agencias satánicas, y obrará para destruir a aquellos que son la propiedad de Dios . . . Por esta razón veo la necesidad de que el pueblo de Dios se mude fuera de las ciudades a lugares retirados en el campo, donde puedan labrar la tierra y cultivar sus propias verduras. De esta manera podrán criar a sus hijos con hábitos sencillos y saludables. Veo la necesidad de apresurarse a preparar todas las cosas para la crisis.

416. Sólo tenemos un momento de tregua para hacer la obra que el Señor nos ha asignado.

¡Maranata: El Señor Viene!, pág. 264.

EL Señor nos ha concedido misericordiosamente un momento de tregua. Toda facultad que nos ha sido concedida por el cielo ha de ser empleada en hacer la obra que el Señor nos asignó en favor de los que perecen en la ignorancia. El mensaje de amonestación debe resonar en todas partes del mundo . . . hay una gran obra que hacer, y esta tarea ha sido encomendada a los que conocen la verdad para este tiempo.

La Obra Final

417. La obra que hemos descuidado tendrá que ser hecha durante tiempos de crisis.

Joyas de los Testimonios, tomo 2, pág. 164

LA obra que la iglesia no ha hecho en tiempo de paz y prosperidad, tendrá que hacerla durante una terrible crisis, en las circunstancias más desalentadoras y prohibitivas. Las amonestaciones que la conformidad con el mundo ha hecho callar o retener, deberán darse bajo la más fiera oposición de los enemigos de la fe.

418. A medida que el Espíritu de Dios se retira de la tierra, los movimientos serán rápidos.

Joyas de los Testimonios, tomo 3, pág. 380.

ESTAMOS viviendo en el tiempo del fin. El presto cumplimiento de las señales de los tiempos proclama la inminencia de la venida de nuestro Señor. La época en que vivimos es importante y solemne. El Espíritu de Dios se está retirando gradual pero ciertamente de la tierra. Ya están cayendo juicios y plagas sobre los que menosprecian la gracia de Dios. Las calamidades en tierra y mar, la inestabilidad social, las amenazas de guerra, como portentosos presagios, anuncian la proximidad de acontecimientos de la mayor gravedad.

Las agencias del mal se coligan y acrecen sus fuerzas para la gran crisis final. Grandes cambios están a punto de producirse en el mundo, y los movimientos finales serán rápidos.

419. El pueblo de Dios realizará una obra rápida y triunfante.

Battle Creek Letters, pág. 49.

MI pueblo ha de hacer una obra asombrosa y rápida.

Battle Creek Letters, pág. 57.

EL Evangelio se ha de diseminar rápida y triunfantemente.

420. Aunque en forma más difícil que antes, la obra del Señor se hará.

Paulson Collection, pág, 109.

LO que debió haber sido hecho veinte, sí, más de veinte años atrás, ha de hacerse ahora rápidamente. La obra será más difícil de hacer ahora de lo que hubiera sido años atrás, pero será hecha.

421. Pronto, los ministros sólo podrán laborar en el plan evangélico de la ministración —la obra médica misionera.

Consejos sobre la Salud, pág. 534.

QUIERO deciros que pronto no se hará ninguna obra en las líneas ministeriales que no sea obra médica misionera. Nuestros ministros deben trabajar en el plan evangélico de la ministración . . .

Nunca seréis ministros según el orden evangélico, hasta que demostréis un interés decidido en la obra médica misionera, el Evangelio de sanar, bendecir, y fortalecer.

422. Cada alma que trabajará bajo la dirección de Cristo, será reclutada para la lucha contra el ejército de Satanás.

Testimonies, tomo 6, pág. 237.

CRISTO dice: "Donde Satanás ha asentado su trono, allí se levantará mi cruz. Satanás será arrojado, y yo seré levantado para atraer a todos los hombres a mí. Me convertiré en el centro del mundo redimido. El Señor Dios ha de ser exaltado. Aquellos que ahora son controlados por la ambición y las pasiones humanas, han de convertirse en obreros para mi. Influencias malignas han conspirado para contrarrestar todo el bien. Se han confederado para hacer que los hombres piensen que es justo oponerse a la ley de Jehová. Pero mi ejército se enfrentará en conflicto con la fuerza satánica. Mi Espíritu se combinará con cada agencia celestial para resistirlos. Reuniré cada agencia humana santificada en el universo. Ninguna de mis agencias han de estar ausentes. Tengo trabajo para todos los que me aman, empleo para cada alma que trabaje bajo mi dirección. La actividad del ejército de Satanás, el peligro que rodea al alma humana, demanda las energías de todo obrero."

423. Habrá muchas personas sufriendo y en necesidad de cuidado inteligente en los tiempos peligrosos que nos aguardan.

Consejos sobre la Salud, págs. 504, 506.

NOS esperan tiempos peligrosos. El mundo entero se encontrará envuelto en perplejidad y aflicción; la familia humana se verá azotada por enfermedades de todas clases, y la ignorancia que hoy prevalece con respecto a las leyes de la salud producirá grandes sufrimientos y la pérdida de muchas vidas que podrían haberse salvado . . .

A medida que la agresión religiosa destruya las libertades de nuestra nación, los que se mantengan de parte de la libertad de conciencia serán colocados en una posición desfavorable. Por su propio beneficio deberían actuar con inteligencia, mientras tienen oportunidad todavía y aprender acerca de las causas, la prevención y el tratamiento de las enfermedades. Al hacerlo, encontrarán un campo de labor en todas partes. Habrá muchas personas enfermas que necesitarán ayuda, no solamente entre los de nuestra propia fe, sino mayormente entre los que no conocen la verdad.

424. La obediencia a la ley de Dios tanto física,

como mental y moral es un requisito para ser restaurado a la armonía de su universo.

La Educación, pág. 99.

LAS leyes que gobiernan la acción del corazón para regular la salida de la corriente de vida al cuerpo, son las leyes de la poderosa Inteligencia que tiene la jurisdicción del alma. De esa Inteligencia procede toda la vida. Unicamente en armonía con ella se puede hallar su verdadera esfera de acción. La condición para todos los objetos de su creación, es la misma: una vida sostenida por la vida que se recibe de Dios, una vida que esté en armonía con la voluntad del Creador. Transgredir su ley, física, mental, o moral, significa perder la armonía con el universo, introducir discordia, anarquía y ruina.

425. La transgresión tanto de la ley natural como moral debe ser confesada y abandonada.

El Ministerio de Curación, pág. 174.

HAY que hacerles ver que la violación de la ley de Dios, natural o espiritual, es pecado, y que . . . para recibir la bendición de Dios deben confesar y aborrecer sus pecados.

426. Para poder entender la Biblia y el propósito de la vida, debemos conocer nuestro organismo físico, y debemos cuidarlo apropiadamente.

Health Reformer, pág. 45.

LOS cristianos, por encima de todos los demás, deberían estar despiertos acerca de este importante tema, y llegar a obtener sabiduría con respecto a su propio organismo. El salmista dice: "Te alabaré; porque formidables, maravillosas son tus obras". Si hemos de comprender las verdades de la Palabra de Dios, y el objeto y propósito de nuestras vidas, debemos conocernos a nosotros mismos y comprender cómo relacionarnos correctamente con la vida y con la salud.

427. Hemos de estudiar cuidadosamente el mecanismo físico de nuestro ser.

My Life Today, pág. 226.

LA maquinaria viviente ha de ser comprendida. Cada parte de su maravilloso mecanismo ha de ser cuidadosamente estudiada.

428. La educación de la salud ha de ser una parte del trabajo de cada obrero evangélico.

Review and Herald, tomo 6, pág. 244.

CADA obrero evangélico debería sentir que el impartir instrucción en los principios de la vida saludable es una parte de la obra que le ha sido asignada.

429. Los maestros de escuela han de ser sabios con respecto a la enfermedad, sus causas y la importancia de las leyes de la vida.

The Australasian Union Conference Record, pág. 277.

AQUELLOS que trabajan como maestros han de ser inteligentes con respecto a la enfermedad y sus causas, comprendiendo que cada acción del agente humano debería estar en perfecta armonía con las leyes de la vida.

430. Un conocimiento de cómo tratar a los enfermos nos hará bienvenidos en cualquier parte.

Healthful Living, pág. 272.

NECESITAN una educación en la ciencia de cómo tratar a los enfermos, porque esto hará que sean bienvenidos en cualquier lugar.

431. Los verdaderos médicos misioneros sabrán cómo enseñar los principios de la vida saludable y también cómo impartir los tratamientos sencillos para los enfermos.

My Life Today, pág. 226.

LOS miembros del pueblo de Dios han de ser verdaderos médicos misioneros. Han de aprender a ministrar a las necesidades del alma y del cuerpo. Deberían saber cómo impartir los sencillos remedios que hacen tanto para aliviar el dolor y remover la enfermedad. Deberían estar familiarizados con los principios de la reforma pro salud, de manera que puedan enseñar a otros cómo, mediante los hábitos apropiados de comer, de beber, y de vestir, la enfermedad puede ser evitada y la salud recuperada.

432. Hemos de enseñar a los enfermos que los remedios más eficaces son los remedios naturales que Dios ha provisto.

Medical Ministry, pág. 225.

LOS enfermos han de ser educados para confiar en las grandes bendiciones que Dios ha provisto en la naturaleza; y los remedios más efectivos para la enfermedad son el agua pura, el bendito sol dado por Dios, penetrando en las habitaciones de los inválidos, el vivir al aire libre tanto como sea posible, el hacer ejercicio saludable, el comer y beber comidas preparadas de la manera más saludable.

433. El uso inteligente de las raíces y las hierbas dadas por Dios disminuirá la necesidad de ver al médico con frecuencia.

Medical Ministry, págs. 230–231.

DIOS ha hecho que crezcan hierbas en la tierra para el uso del hombre, y si entendemos la naturaleza de esas raíces y hierbas, y hacemos un uso correcto de ellas, no necesitaremos correr al médico con tanta frecuencia, y la gente estaría en mucha mejor salud de lo que lo está actualmente.

434. Algunas hierbas sencillas pueden ser usadas para prevenir y tratar la enfermedad.

Mensajes Selectos, tomo 2, pág. 337.

EL Señor ha dado algunas hierbas sencillas del campo que son beneficiosas en algunos casos; y si se enseñara a cada familia a utilizar esas hierbas en caso de enfermedad, podrían evitarse muchos sufrimientos y no necesitaría llamarse a ningún médico. Estas hierbas sencillas y fuera de moda, usadas inteligentemente, habrían ayudado a recuperarse a muchos enfermos.

435. El carbón puede resultar beneficioso cuando hay inflamación causada por una infección, aun si ésta se encuentra asociada con contusiones.

Mensajes Selectos, tomo 2, pág. ?

UNO de los remedios más benéficos es el carbón pulverizado, colocado en una bolsa y utilizado en fomentaciones. Es un remedio de mucho éxito . . . A los alumnos que tenían las manos magulladas e inflamadas les prescribí este remedio sencillo, con perfecto éxito . . . La inflamación más severa de los ojos puede aliviarse mediante una cataplasma de carbón, colocada en una bolsa, y puesta en agua caliente o fría, como cuadre mejor a cada caso. Esto obra como un calmante.

436. Hemos de tratar a los enfermos con los remedios naturales que Dios ha provisto y enseñarles a tener fe en su poder sanador.

El Deseado de Todas las Gentes, pág. 764.

PARA los enfermos, debemos usar los remedios que Dios proveyó en la naturaleza, y debemos señalarles a Aquel que es el único que puede sanar. Nuestra obra consiste en presentar los enfermos y dolientes a Cristo en los brazos de nuestra fe. Debemos enseñarles a creer en el gran Médico. Debemos echar mano de su promesa, y orar por la manifestación de su poder.

437. Cuando estamos enfermos, debemos permitir que los médicos misioneros hagan todo lo que puedan en nuestro favor, mientras nosotros miramos a Cristo el Portador de nuestros pecados.

Manuscript Release, págs. 515–.

QUE los que se encuentran enfermos tengan esperanza y valor para traer sus casos al Maestro. Los ángeles de Dios están aquí. Mientras los médicos y sus ayudantes están haciendo todo lo que pueden en vuestro favor, Cristo mismo es el Sanador de vuestras enfermedades. Él es quien combate la enfermedad que habéis atraído sobre vosotros al seguir una conducta imprudente. Él, el Portador de nuestros pecados, es el Unico que puede combatir exitosamente la enfermedad. ¡Oh, conectáos con el Gran Médico! Él está listo para sosteneros en sus brazos eternos.

438. Al orar por los enfermos, debe confesarse y abandonar la desobediencia a la ley natural y espiritual de Dios.

El Ministerio de Curación, pág. 174.

A QUIENES solicitan que se ore para que les sea devuelta la salud, hay que hacerles ver que la violación de la ley de Dios, natural o espiritual, es pecado, y que para recibir la bendición de Dios deben confesar y aborrecer sus pecados.

439. Dios no nos sana cuando nos negamos a utilizar los medios curativos que se encuentran a nuestro alcance.

The Paulson Collection, pág. 26.

DIOS no sana a los enfermos sin la ayuda de medios curativos que se encuentran al alcance del hombre; o cuando el hombre se niega a ser beneficiado por los simples remedios que Dios ha provisto en el aire puro y el agua.

440. A menos que estemos usando los remedios sencillos que Dios ha puesto a la disposición, es en vano el orar por sanidad.

The Paulson Collection, pág. 48.

ES inútil tener reuniones de oración por los enfermos, mientras que ellos se niegan a usar los remedios sencillos que Dios ha provisto, y que se encuentran a su disposición.

441. Cuando oramos por un milagro, Dios nos dirige a los remedios sencillos a través de los cuales él obra a menudo para restaurar a los enfermos.

Comentario Bíblico Adventista del Séptimo Día, tomo 7, pág. 950.

LOS milagros de Dios no siempre tienen la apariencia externa de milagros. Con frecuencia tienen lugar en una forma que parece como el acontecer natural de los sucesos. Cuando oramos por los enfermos también trabajamos por ellos. Contestamos nuestras propias oraciones usando los remedios que están a nuestro alcance . . .

Los remedios naturales, usados de acuerdo con la voluntad de Dios, producen resultados sobrenaturales. Pedimos un milagro, y el Señor dirige la mente a algún remedio sencillo.

442. El éxito en tratar a los enfermos seguirá a la reforma en los hábitos de salud, al uso de los remedios naturales, y la confianza en el poder divino.

Review and Herald, tomo 6, pág. 319.

EL verdadero médico misionero mostrará sabiduría en el tratamiento de los enfermos, usando los remedios que la naturaleza provee. Y entonces él mirará hacia Cristo como el verdadero Sanador de las enfermedades. Los principios de la reforma pro salud implantados en la vida del paciente, el uso de los remedios naturales, y la cooperación de las agencias divinas en beneficio del sufriente, traerá éxito.

443. Hemos de usar primero las agencias que Dios ha provisto, entonces hemos de orar por su bendición.

The Paulson Collection, págs. 29–30.

CREO en pedir la ayuda del Gran Médico cuando hemos usado los remedios que he mencionado . . . Nosotros no podemos sanar. No podemos cambiar la condición enferma del cuerpo. Pero como médico misioneros, como obreros colaborando con Dios, nuestra parte consiste en usar los medios que él ha provisto. Entonces deberíamos orar para que Dios bendiga esas agencias.

444. El trabajo práctico es la educación más útil en el entrenamiento de los obreros médico-misioneros.

Loma Linda Messages, pág. 342.

DEBERÍA ejercitarse un gran cuidado en el entrenamiento de la juventud para la obra médico misionera; porque la mente es moldeada por aquello que ésta recibe y retiene. Se ha hecho mucho trabajo incompleto en la educación impartida. La educación más útil es la que se obtiene a través del estudio en conexión con el trabajo práctico.

445. La labor práctica con profesionales en la rama de la salud puede ser beneficiosa.

Loma Linda Messages, pág. 409.

QUE en cada estudiante se grabe más y más profundamente la impresión de que cada uno de nosotros debería tener una comprensión inteligente de cómo tratar en sistema físico. Y hay muchos que tendrían un mayor entendimiento en estos asuntos si no se limitaran a largos años de estudio sin experiencia práctica bajo la instrucción de médicos expertos y cirujanos.

446. Después de un entrenamiento práctico, el estudiante debería salir a hacer el aprendizaje con obreros evangélicos de experiencia.

Loma Linda Messages, pág. 69.

LOS jóvenes que tengan un conocimiento práctico de cómo tratar a los enfermos han de ser enviados ahora a trabajar en la obra médico misionera, en conexión con obreros evangélicos de mayor experiencia. Si estos jóvenes se entregan al estudio de la Palabra, se convertirán en evangelistas de éxito. Los ministros bajo cuya dirección estos jóvenes trabajen, han de darles la misma oportunidad de aprender que Elías proporcionó a Eliseo. Han de mostrarles cómo enseñar la verdad a otros. Siempre que sea posible, estos jóvenes deberían visitar los hospitales, y en algunos casos permanecer conectados con estos por algún tiempo, ofreciendo un servicio desinteresado. Nuestros obreros médico-misioneros deben mostrar ahora el ejemplo más puro de generosidad. Con el conocimiento y la experiencia adquiridos mediante el trabajo práctico, han de salir a dar tratamiento a los enfermos. A medida que van de casa en casa podrán tener acceso a muchos corazones. Muchos, que de otra manera no escucharían el mensaje del evangelio serán alcanzados.

447. Médicos misioneros han de ser entrenados rápidamente en escuelas fuera de las ciudades.

Loma Linda Messages, pág. 56.

EL Señor llama a nuestros jóvenes para que entren en nuestras escuelas y se preparen rápidamente para el servicio. En varios lugares, fuera de las ciudades, han de establecerse escuelas donde nuestros jóvenes puedan recibir una educación que los preparará para hacer la obra evangélica y el trabajo médico-misionero.

448. No hemos de dar entrenamiento por tres a seis años antes de entrar en la obra activa.

Loma Linda Messages, págs. 62–63.

MI hermano, estoy sorprendida de que Ud. se encuentre dormido en ese punto. Declaro en el nombre del Señor, que los arreglos que están siendo hechos para el entrenamiento de médicos misioneros en Battle Creek no son correctos. Una gran obra ha de ser llevada a cabo en corto tiempo, y Dios prohíbe que animemos a tantos de nuestros jóvenes a que se comprometan por tres, cuatro o seis años antes de entrar en la obra activa.

449. Se puede realizar una obra médico misionera efectiva al leer y compartir nuestra literatura.

Review and Herald, tomo 4, pág. 369.

EXISTE una obra que ha de comenzarse en cada ciudad, en cada pueblo. ¿Qué haréis para hacerla progresar? Habéis de obtener toda la luz y el conocimiento que podáis. Hay libros de salud. Nuestros colportores pueden llevar esos libros con ellos, y leerlos. A medida que avanzan, verán que hay luz en ellos, la cual pueden presentar a las familias que visitan. Encontrarán enfermos, y podrán leer algo de esos libros que beneficiará a esas personas. Muchos están trabajando en este plan. Dios nunca pone a un hombre a trabajar y lo abandona sin poner alguna idea en su mente.

450. Podemos aprender y enseñar la obra médico misionera a través de estudios en el hogar.

Review and Herald, tomo 4, pág. 439.

MUCHOS que desean obtener conocimiento de la obra médico misionera tienen deberes en el hogar que algunas veces les previenen de poder reunirse con otros para estudiar. Éstos pueden aprender mucho en sus propios hogares con respecto a la voluntad expresa de Dios acerca de la obra médico misionera, incrementando de esa manera su habilidad de ayudar a otros. Padres y madres, obtened toda la ayuda que podáis del estudio de nuestros libros y publicaciones. Leed La Buena Salud, porque está lleno de información valiosa. Tomad tiempo para leer a vuestros niños de los libros de salud, así como de los libros que tratan en forma más particular acerca de temas religiosos. Enseñadles la importancia de cuidar del cuerpo, la casa en la que viven. Formad un círculo de estudio en el hogar, en el cual cada miembro de la familia pondrá a un lado las ocupaciones del día, y se unirá en estudio. Padres, madres, hermanos y hermanas, empeñáos en esta obra, y ved si la iglesia local no mejora grandemente.

451. Un conocimiento de la ciencia avanzada es poder y es necesario, pero no ha de sustituir al conocimiento del evangelio en la obra final.

Fundamentals of Christian Education, pág. 186.

UN conocimiento de la ciencia en todas sus ramas es poder, y es el propósito de Dios que la ciencia avanzada sea enseñada en nuestras escuelas como una preparación para la obra que ha de preceder a las escenas finales de la historia de la tierra. La verdad ha de llegar hasta los lugares más remotos del mundo, a través de agentes entrenados para la obra. Pero si bien el conocimiento de la ciencia es poder, el conocimiento que Jesús vino a impartir al mundo en persona fue el conocimiento del evangelio. La luz de la verdad había de transmitir sus brillantes rayos hasta los confines de la tierra, y la aceptación o el rechazo del mensaje de Dios envolvería el destino eterno de las almas.

452. Hemos de aprender todo lo que podamos de la naturaleza, pero debemos mirar a Cristo para obtener un conocimiento del carácter de Dios.

Youth Instructor, pág. 107.

ES apropiado tratar de aprender todo lo posible de la naturaleza, pero no dejéis de mirar de la naturaleza hacia Cristo para obtener la completa representación del carácter del Dios viviente.

453. Existe el peligro de enfatizar demasiado el conocimiento de los microbios, causando un descuido de la conexión vital con Dios.

Spalding and Magan, pág. 86.

La Obra Final

SI tuviésemos menos que decir con respecto a los microbios y más con relación al inimitable amor y poder de Dios, le honraríamos mucho más. Esas cosas se enfatizan demasiado, y las que deberíamos saber, las concernientes a nuestros intereses eternos, reciben muy poca atención. Colocad un velo sobre la pobre y decadente tierra, la cual está corrompida a causa de la maldad de sus habitantes, y apuntad hacia el mundo celestial. Se necesita una mayor enseñanza acerca de la necesidad de tener en esta vida una conexión vital con Dios a través de Cristo, para que seamos preparados para disfrutar del cielo y morar para siempre con nuestro Señor. Si hemos de lograr un ideal de carácter elevado y puro, debemos exaltar a Jesús, el ejemplo perfecto; el ensalzamiento de la ciencia nunca realizará la obra.

454. Para aquellos que están perfeccionando caracteres cristianos, el Señor tendrá un lugar para trabajar en las verdaderas ramas misioneras.

Spalding and Magan, pág. 60.

LAS iglesias que manifiestan un profundo interés en los niños y los jóvenes, y en la tarea de entrenar obreros para llevar adelante la obra esencial para este tiempo, no necesitan errar; porque Dios abrirá caminos ante todos los que estén perfeccionando caracteres cristianos. Él tendrá lugares listos para ellos en los cuales comenzar a hacer verdadero trabajo misionero. Fue con el propósito de preparar obreros para esta labor que nuestras escuelas y sanatorios fueron establecidos.

455. Toda institución de salud ha de entrenar médicos misioneros.

Joyas de los Testimonios, tomo 3, pág. 122.

SE me han dado advertencias acerca de la formación de enfermeros y evangelistas médico-misioneros. No debemos centralizar esta preparación en un solo lugar. En todos los sanatorios establecidos deben prepararse jóvenes de ambos sexos para el trabajo médico-misionero. El Señor abrirá delante de ellos un camino para que puedan trabajar para él.

456. Cada iglesia ha de instruir a sus miembros en la obra médico misionera.

Testimonies, tomo 7, págs. 112–113.

DOQUIERA haya una iglesia, se debería impartir enseñanza con respecto a la preparación de alimentos sencillos y saludables para el uso de aquellos que quieran vivir de acuerdo a los principios de la reforma pro salud. Y los miembros de iglesia deberían difundir la luz que reciban sobre este tema a la gente de su vecindario.

457. Aquellos que no creen en la Palabra de Dios no pueden entrenar médicos misioneros aceptables.

Loma Linda Messages, pág. 543.

SE me ha ordenado que presente estos pasajes de las Escrituras a nuestro pueblo, para que comprendan que los que no creen en la Palabra de Dios no pueden de ninguna manera presentar a aquellos que desean convertirse en médicos misioneros aceptables, la forma por la cual obtendrán un mayor éxito. Cristo fue el mejor Médico que el mundo jamás haya conocido; su corazón siempre fue tocado por la miseria humana. Él tiene una obra para los que no pongan su confianza en los poderes mundanales.

458. Deberíamos sentir temor de colocarnos bajo la influencia de maestros mundanos.

Loma Linda Messages, pág. 543.

ME fue mostrado que en este tiempo, de una manera muy especial, nosotros como pueblo hemos de ser guiados por la instrucción divina. Los que se están preparando para la obra medico-misionera deberían sentir temor de colocarse bajo la dirección de médicos mundanos, de impregnarse de sus sentimientos, sus extraños prejuicios, y aprender a expresar sus ideas y puntos de vista. No han de depender de maestros mundanos para su influencia. Deberían estar mirando a Jesús "el Autor y consumador de nuestra fe".

459. La obra misionera médica practicada con inteligencia será la cuña para abrir la puerta a nuestros principios religiosos.

Healthful Living, pág. 273.

EL campo de la obra misionera médica está abierto ante nosotros. Ahora empezamos a comprender la luz que nos fue dada años atrás de que los principios de la reforma pro salud formarían una cuña de entrada para la introducción de los principios religiosos. Citaremos las palabras de Juan: "He aquí el Cordero de Dios que quita el pecado del mundo". Oh, si todos nuestros obreros pudieran ser iluminados, de manera que trabajaran inteligentemente como médicos misioneros, porque un conocimiento tal les serviría de credenciales para hallar acceso a los hogares y familias entre los cuales plantar las semillas de la verdad.

460. Aquellos que tienen un entrenamiento menor pueden hacer mucho bien trabajando bajo la dirección de médicos competentes.

Special Testimonies, Serie B, pág. 214.

AQUELLOS que no tienen diplomas como médicos completamente acreditados, pueden hacer mucho bien. Algunos han de ser preparados para trabajar como médicos competentes. Muchos, trabajando bajo la dirección de personas como estas, pueden hacer una labor aceptable sin tener que pasarse mucho tiempo estudiando, como se pensaba en el pasado que había que hacerse.

461. Nuestros métodos de entrenamiento en el uso de los remedios divinos habían de ser reconocidos como preferibles a los métodos que requieren drogas venenosas.

Loma Linda Messages, pág. 365.

CONSERVAD la sencillez en la obra de la escuela. Ningún argumento es tan poderoso como el éxito basado en la sencillez. Y vosotros podéis alcanzar el éxito en la educación de estudiantes como médicos misioneros sin la necesidad de una escuela de medicina que califique médicos para competir con los médicos del mundo.

Que los estudiantes reciban una educación práctica. Y cuanto menos dependáis de los métodos mundanos de educación, tanto mejor será para los estudiantes. Debiera impartirse instrucción especial en el arte de tratar a los enfermos sin el uso de drogas venenosas, y en armonía con la luz que Dios ha dado. Los estudiantes deberían salir de la escuela sin haber sacrificado los principios de la reforma pro salud.

La educación que llena los requisitos del mundo ha de ser estimada en menor grado por aquellos que están buscando la eficiencia en llevar a cabo la obra médico misionera en conexión con la del mensaje del tercer ángel. Han de ser educados desde el punto de vista de la conciencia; y a medida que siguen fielmente los métodos correctos en el tratamiento de los enfermos, estos métodos llegarán a ser reconocidos como preferibles a los métodos a los cuales han estado acostumbrados, los cuales demandan el uso de drogas venenosas.

462. Hemos de depender del poder de Dios para impresionar las mentes, en lugar de encontrar apoyo en el reconocimiento del mundo.

Loma Linda Messages, pág. 409.

PODÉIS decir, el mundo no nos reconocerá. ¿Qué importa si el mundo no os reconoce? Es el poder de Dios el que crea la impresión en la mente humana.

463. El mismo Jesús que enseñó diariamente a sus discípulos enseñará sabiduría a sus siervos en esta época.

Loma Linda Messages, pág. 414.

ENSEÑAD a los estudiantes a buscar sabiduría en Aquel que dió su vida por la salvación del mundo. Este es vuestro tiempo para trabajar. Ese mismo Jesús que caminó con sus discípulos en la tierra, y quien les enseñó día tras día, enseñará a sus siervos en esta época.

464. Aquellos que se encuentran bajo la instrucción del Gran Médico Misionero recibirán conocimientos que el mundo no puede impartir.

Loma Linda Messages, pág. 66.

Y EL conocimiento necesario será concedido a todos los que vayan a Cristo, recibiendo y practicando sus enseñanzas, haciendo de sus palabras una parte de su vida. Aquellos que se colocan a sí mismos bajo la instrucción del Gran Médico Misionero, para ser colaboradores con él, tendrán un conocimiento que el mundo, con su ciencia tradicional, no puede impartir.

465. Para recibir sabiduría y poder, los obreros deben depender de Dios y no del hombre.

Loma Linda Messages, pág. 58.

QUE los obreros recuerden que siempre han de depender de Dios. Que no confíen en la sabiduría humana sino en la sabiduría de Aquel que declara: "Toda potestad me es dada en el cielo y en la tierra . . . He aquí yo estoy con vosotros todos los días hasta el fin del mundo". Que los obreros salgan de dos en dos, dependiendo de Dios para el éxito, no del hombre. Que escudriñen las Escrituras, y entonces presenten las verdades de la Palabra de Dios a otros. Que sean guiados por los principios que Cristo estableció.

466. Toda obra para restaurar la salud debe ser probada por medio de las Sagradas Escrituras.

¡Maranata: El Señor Viene!, pág. 154.

EL último gran engaño se desplegará pronto ante nosotros. El Anticristo va a efectuar ante nuestra vista obras maravillosas. La falsificación se asemejará tanto a la realidad, que será imposible distinguirlas sin el auxilio de las Santas Escrituras. Ellas son las que deben atestiguar en favor o en contra de toda declaración, de todo milagro.

467. Donde no exista un "Así dice el Señor," nuestros métodos de tratamiento deben estar basados en experimentos específicos y profunda investigación, en vez de apoyarse en la "experiencia personal".

Healthful Living, págs. 78–79.

SE dice que la experiencia es la mejor maestra. La experiencia genuina es verdaderamente valiosa. Pero los hábitos y las costumbres encadenan a los hombres y a las mujeres como si fuesen eslabones de hierro, y estos falsos hábitos y costumbres son por lo general, justificados por la experiencia, de acuerdo con la comprensión común de la palabra . . . pero la verdadera experiencia está en armonía con la ley natural y con la ciencia . . .

La experiencia genuina consiste en una variedad de experimentos conducidos cuidadosamente, con la mente libre de prejuicios y no controlada por opiniones preconcebidas y hábitos ya establecidos; tomando nota de los resultados con cuidadosa solicitud, ansiosos de aprender, de mejorar y de reformarnos, en todo o en cualquier hábito, si ese hábito no está en armonía con la ley física y moral. Para algunos, la idea de poner en tela de juicio aquello que han aprendido por experiencia les parece una insensatez, y aun crueldad. Pero hay más errores que son aceptados, y firmemente retenidos, bajo la falsa idea de la experiencia, que bajo ninguna otra causa. Por esta razón, aquello que generalmente se denomina experiencia no es experiencia en lo más mínimo. porque nunca ha habido una examen imparcial por medio de un experimento y de una investigación profunda, con un conocimiento del principio que está envuelto en la acción . . .

La verdadera experiencia se halla en armonía con los invariables principios de la naturaleza. La superstición causada por la imaginación enfermiza, se encuentra a menudo en conflicto con la ciencia y los principios. Y sin embargo, el irrefutable argumento que se emplea para insistir es: "Debo estar en lo correcto, porque esta es mi experiencia." Hay muchos inválidos hoy en día que permanecerán así para siempre, porque no pueden ser convencidos de que su experiencia no es de fiar.

468. La obra médico misionera debe llevarse a cabo con mayor entusiasmo que nunca antes.

Loma Linda Messages, pág. 63.

HAY almas en muchos lugares que todavía no han oído el mensaje. De ahora en adelante, la obra médico misionera ha de ser llevada adelante con un entusiasmo con el que no se ha hecho hasta ahora.

469. Hoy día el Señor está calificando para la obra

médico misionera a los que están dispuestos a seguirlo.

Spaulding Magan's, pág. 427.

HOY día el Señor está calificando a sus siervos para llevar a cabo la obra médico misionera. Él llama a hombres y mujeres que son de espíritu apacible, que aprenden de Jesús, y están dispuestos a seguir su instrucción, quienes día tras día esperan en el Señor para conocer su voluntad, preparados para ir donde él les mande, y para realizar la obra que él requiere.

470. Dios llama a mil médicos misioneros donde hoy día hay solamente uno.

Battle Creek Letters, pág. 114.

EL mundo está pereciendo en el pecado, y Dios llama a obreros. Él quiere a miles trabajando en los vallados y en los caminos, donde ahora hay solamente uno. No tenemos tiempo para escuchar cuentos ociosos y atender a la falsa ciencia. La fe de muchos revivirá cuando humillen sus corazones ante Dios, y salgan a cumplir con la comisión de Cristo, "Id por todo el mundo, predicad el evangelio a toda criatura".

471. Se nos imparte una preparación para el trabajo cuando respondemos: "Heme aquí, envíame a mí."

Ellen G. White Pamphlets in the Concordance, tomo 1, pág. 28.

EN todas las épocas, Dios tiene sus obreros. Los agentes humanos responden al llamado de la hora. De la misma manera ocurrirá cuando la voz divina clame: "¿A quién enviaré? ¿Y quién irá por nosotros?" El Señor imparte a cada hombre y mujer que coopera con el poder divino, una preparación para la obra. Se ha de hacer una gran obra en nuestro mundo, y las agencias humanas responderán con seguridad a la demanda. Y todo el talento, valor, perseverancia, fe y tacto que se requieran, vendrán cuando ellos se pongan la armadura. Cuando venga el llamado: "¿A quién enviaré? ¿Y quién irá por nosotros?" Responded en forma clara y definida: "Heme aquí, envíame a mí."

Reformar o Deformar la Obra de Salud

472. Los dos propósitos de la reforma pro salud son aliviar el sufrimiento y purificar la iglesia.

El Evangelismo, pág. 195.

LA obra de la reforma pro salud es el medio que el Señor utiliza para aminorar el sufrimiento en nuestro mundo y para purificar a su iglesia.

473. La aceptación o el rechazo de los principios de la reforma pro salud tiene consecuencias eternas porque son una parte esencial de la verdad presente.

Pr. J. H. Waggoner, *Review and Herald*, 7 de agosto de 1866, (La Historia de Nuestro Mensaje pro Salud), págs. 79–80.

NO profesamos ser pioneros en los principios generales de la reforma pro salud. Los datos sobre los cuales este movimiento está basado han sido elaborados en gran medida, por reformadores, médicos y escritores de fisiología e higiene, de manera que pueden encontrarse esparcidos por el país. Pero sí afirmamos que por medio del método escogido por Dios, ha sido revelado en forma más clara y poderosa, y está por esto produciendo un efecto que no habíamos esperado obtener por otros medios.

Como simples verdades fisiológicas e higiénicas, podrían ser estudiadas por algunos a su conveniencia, y ser puestas a un lado por otros como cosa de poca importancia; pero cuando son colocadas en un mismo nivel con las grandes verdades del mensaje del tercer ángel, por la sanción y la autoridad del Espíritu de Dios, y presentadas como el medio a través del cual un pueblo débil puede ser fortalecido para vencer, y como nuestros cuerpos enfermos pueden ser limpiados y preparados para la traslación, entonces nos llega como una parte esencial de la verdad presente, para ser recibida como la bendición de Dios, o rechazada a nuestro propio riesgo.

474. La reforma pro salud revela la pecaminosidad de quebrantar la ley natural.

Consejos sobre la Salud, pág. 20.

LOS hombres y las mujeres no pueden violar las leyes naturales mediante la complacencia de sus apetitos depravados y pasiones carnales sin violar la ley de Dios. Por eso él ha permitido que brille sobre nosotros la reforma de la salud para que podamos comprender la pecaminosidad de quebrantar las leyes que él mismo ha establecido en nuestro propio ser.

475. Una vida perfecta sin pecado incluye la obediencia a las leyes naturales del ser.

Consejos sobre la Salud, pág. 19.

CUANDO los seres humanos toman cualquier curso de acción que los hace derrochar su vitalidad o que anubla su intelecto, pecan contra Dios; no lo glorifican por medio del cuerpo y del espíritu que le pertenecen. Pero a pesar de que el hombre lo ha insultado, el amor de Dios todavía se extiende a la raza humana, concediéndole la luz, capacitando a la gente para ver que si desean llevar una vida perfecta necesitan obedecer las leyes naturales que gobiernan el ser. Entonces, ¡cuán importante es que las personas caminen en esa luz, y que ejerciten todas las energías, tanto del cuerpo como de la mente, para glorificar a Dios!

476. La reforma pro salud es una parte esencial del mensaje de preparación para la venida de Cristo.

Consejos sobre la Salud, pág. 20.

LA reforma de la salud es uno de los aspectos de la gran obra destinada a preparar un pueblo para la venida del Señor. Se encuentra tan estrechamente unida con el mensaje del tercer ángel como lo está la mano con el cuerpo.

477. La práctica y enseñanza de la reforma pro salud guiará a otros a la investigación de las verdades espirituales.

El Evangelismo, pág. 375.

HE sido informada por parte de mi guía que aquellos que creen la verdad, no solamente deben practicar la reforma pro salud, sino que deben enseñarla diligentemente a otros; porque será un agente por cuyo intermedio la verdad puede ser presentada a la atención de los no creyentes. Ellos razonarán que si tenemos ideas tan seguras con respecto a la salud y la temperancia, debe haber algo en nuestra creencia religiosa que vale la pena ser investigado. Si nos apartamos de la reforma pro salud, perderemos mucho de nuestra influencia sobre el mundo exterior.

478. Todos pueden utilizar la reforma pro salud para hacer la obra del Señor.

El Evangelismo, pág. 195.

LA obra de la reforma pro salud es el medio que el Señor utiliza para aminorar el sufrimiento en nuestro mundo y purificar a su iglesia. Enseñad a la gente que puede actuar como la mano ayudadora de Dios cooperando con el Artífice Maestro en restaurar la salud física y espiritual. Esta obra lleva el sello del cielo y abrirá puertas para la entrada de otras preciosas verdades. Hay lugar para que todos los que se hagan cargo de esta obra inteligentemente, trabajen en ella.

479. No hemos de rechazar la reforma pro salud ni tampoco hemos de ser demasiado rígidos en

nuestras ideas personales acerca de cómo aplicarla.

Consejos sobre el Régimen Alimenticio, pág. 230.

ME han sido presentadas dos clases: la primera, constituida por los que no están viviendo de acuerdo con la luz que Dios les ha dado; en segundo lugar, los que son demasiado rígidos para llevar adelante sus ideas unilaterales de reforma, para imponerlas a los demás. Cuando asumen una posición, se aferran a ella y se llevan casi todo por delante.

480. Las ideas extremas acerca de la reforma pro salud tienen consecuencias espirituales irreversibles.

Consejos sobre la Salud, pág. 151.

CUANDO los que predican la reforma de la salud llevan las cosas al extremo, no se debe culpar a la gente si su posición los molesta. A menudo este asunto trae oprobio sobre nuestra fe, y en muchos casos los testigos de tales demostraciones de inconsecuencia nunca más pueden ser convencidos de que hay algo bueno en la reforma. Estos extremistas hacen más daño en unos cuantos meses que el bien que podrían realizar en toda una vida. Participan de una labor que a Satanás le encanta ver progresar.

481. Satanás introduce extremistas entre nosotros para desacreditarnos como iglesia.

Medical Ministry, pág. 269.

ES el deseo y plan de Satanás introducir entre nosotros a aquellos que irán a grandes extremos—gente de mente estrecha, que son criticones e hirientes, y muy tenaces en sostener sus propias concepciones de lo que la verdad significa. Serán exigentes, y tratarán de imponer deberes rigurosos, e irán a grandes extremos en asuntos de poca importancia, mientras descuidan los asuntos más importantes de la ley—la justicia, la misericordia y el amor de Dios. Por medio de la obra de unos cuantos de esta clase de personas, todo el cuerpo de los guardadores del sábado será denominado como extremista, fariseo y fanático. A causa de estos obreros, se considerará que la obra de la verdad no merece atención.

482. Los extremos en la reforma pro salud llegan a ser una deformidad.

Consejos sobre el Régimen Alimenticio, pág. 238.

TENGO algo que decir con referencia a los extremos acerca de la reforma pro salud. La reforma pro salud llega a ser una deformidad, que destruye la salud, cuando se la lleva a los extremos.

483. Cocinar toda la comida en agua como si fuese vegetales, es una deformación de la reforma pro salud.

Consejos sobre el Régimen Alimenticio, pág. 249.

HE estado en donde estas ideas radicales se proclamaban. Las verduras se cocinaban sólo con agua, y lo mismo sucedía con las otras cosas. Esta manera de cocinar es una deformación de los principios de salud, y hay espíritus formados de tal manera que son capaces de aceptar cualquier cosa que lleve indicios de una dieta rigurosa o de cualquier otra clase de reforma.

484. Una baja calidad y cantidad de alimento es una deformación de la reforma.

Testimonies, tomo 6, pág. 374

ES contrario a la reforma pro salud, el hecho de que después de haber abandonado una gran variedad de platos dañinos, nos vayamos al extremo opuesto, reduciendo la cantidad y calidad de los alimentos hasta un nivel mínimo.

485. Comer en exceso aún de los alimentos saludables es deformar la reforma.

Manuscript Release, 577–5.

PARA muchos, la reforma pro salud significa solamente vivir sin usar la carne. La así llamada reforma pro salud que practican algunos, puede ser mejor denominada deformación de los principios de salud. Existe demasiada glotonería simplemente para satisfacer el apetito. Por el hecho de que los alimentos son llamados saludables y son apetitosos, algunos piensan que es apropiado comer más de lo que deberían. Dios desea que refrenemos nuestros apetitos. Debemos comer comida sencilla y no ingerir más de lo que el estómago puede estar dispuesto a recibir.

486. No hemos de presentarle al pueblo de Dios enseñanzas que estén exageradas al extremo.

Consejos sobre el Régimen Alimenticio, pág. 241.

DIOS invita a aquellos por quienes Cristo murió a que cuiden de su cuerpo, y que den un buen ejemplo a otros. Hermano mío, Ud. no está llamado a establecer una norma para el pueblo de Dios, en lo referente al régimen; porque éste perderá la confianza en las enseñanzas exageradas al extremo. El Señor desea que su pueblo sea ecuánime en todo punto de la reforma pro salud, y no debemos ir a los extremos.

487. Las reformas exigentes conducirán a algunos a adoptar prácticas malsanas.

Consejos sobre el Régimen Alimenticio, pág. 242.

LAS reformas exigentes hasta el límite pueden convenir a cierta clase, que puede obtener todo lo que necesita para reemplazar las cosas descartadas; pero esta clase constituye una minoría muy pequeña de la gente que considera que estas pruebas son innecesarias. Hay quienes procuran abstenerse de lo que ha sido declarado perjudicial. No suministran al organismo el alimento apropiado y como resultado se debilitan y no pueden trabajar.

488. Los extremistas corren el peligro de preparar comida que no es apetitosa, lo cual resultará en una mala nutrición.

Joyas de los Testimonios, tomo 3, págs. 361–362.

Algunos de nuestros miembros se abstienen concienzudamente de alimentos que no son higiénicos, pero no suministran a su organismo los elementos que necesita para sustentarse. Los que llevan al extremo la reforma pro salud corren el riesgo de preparar alimentos insípidos y que no satisfagan. Los alimentos deben ser preparados de modo que sean apetitosos y nutritivos. No debe despojárselos de lo que nuestro organismo necesita. Yo hago uso de un poco de sal y siempre lo he hecho, porque la sal, lejos de ser nociva, es indispensable para la sangre. Las legumbres debieran hacerse más agradables aderezándolas con un poco de leche o crema, o su equivalente.

489. Una dieta monótona compuesta de alimentos mal preparados, los cuales son insípidos, no constituye la reforma pro salud.

Joyas de los Testimonios, tomo 1, págs. 193–194.

CONOZCO familias que han cambiado de un régimen a base de carne a otro deficiente. Su alimento está tan mal preparado que repugna al estómago; y estas personas me han dicho que la reforma pro salud no les sienta, pues están perdiendo su fuerza física. Esta es una razón por la cual algunos no han tenido éxito en sus esfuerzos para simplificar su alimentación. Siguen un régimen pobre. Preparan sus alimentos sin esmero ni variación. No debe haber muchas clases de alimentos en una comida, pero cada comida no debe estar compuesta de las mismas clases de alimentos. El alimento debe prepararse con sencillez, aunque en forma esmerada para que incite al apetito.

490. Deberíamos de evitar las opiniones personales que traen como resultado el eliminar de la dieta los elementos nutritivos que el sistema necesita.

Consejos sobre el Régimen Alimenticio, pág. 239.

EN cierta ocasión el Dr. _____ trató de enseñar a nuestra familia a cocinar de acuerdo con la reforma pro salud, según él la entendía, omitiendo la sal y todo otro condimento. Bien, resolví probar, pero perdí tanta fuerza que debí cambiar; de modo que adopté otro sistema con gran éxito. Le cuento esto porque sé que Ud. está en un peligro positivo. Se debe preparar el alimento de modo que sea nutritivo. No se debe eliminar lo que el organismo necesita.

491. Algunos han seguido un curso extremo en cuanto a la dieta resultando en un debilitamiento del templo de Dios.

Testimonies, tomo 1, pág. 205.

ALGUNOS se han ido a los extremos en cuanto a la dieta. Han tomado un curso rígido, y vivido de una manera tan sencilla que su salud ha sufrido, la enfermedad se ha fortalecido en el organismo, y se ha debilitado el templo de Dios.

492. Los extremos de las mentes imprudentes desagradan a los demás en vez de convertirlos a la reforma pro salud.

Consejos sobre el Régimen Alimenticio, pág. 249.

LA gran apostasía acerca de la reforma pro salud se debe a que mentes imprudentes han manejado el asunto y lo han llevado a tales extremos que ha desagradado a la gente en vez de convertirla.

493. Evítense los extremos fanáticos mientras se da un ejemplo en cuanto a la adopción de la reforma pro salud.

Consejos sobre el Régimen Alimenticio, pág. 437.

NO vaya a los extremos con respecto a la reforma pro salud. Algunos de nuestros hermanos son muy descuidados con respecto a la reforma pro salud. Pero debido a que algunos están muy atrasados, Ud. no debe ser un extremista para tratar de presentarles un ejemplo. No debe privarse a sí mismo de la clase de alimento que produce buena sangre. Su devoción a los principios está induciéndolo a someterse a un régimen que le da a Ud. una experiencia que no recomendará la reforma pro salud.

494. Los innovaciones en los principios de la reforma pro salud conducirán a las almas concienzudas a prácticas extremas que son perjudiciales a la causa de la reforma pro salud.

Consejos sobre el Régimen Alimenticio, pág. 419.

HAY peligro de que al presentar los principios de la reforma pro salud algunos estén en favor de hacer cambios que tendrían malos resultados en lugar de producir beneficio. La reforma pro salud no debe ser impuesta de manera radical . . . Debemos ser cuidadosos para no hacer innovaciones, porque bajo la influencia de una enseñanza extremista hay almas concienzudas que irán a los extremos. Su apariencia física perjudicará la causa de la reforma pro salud; porque pocos saben cómo reemplazar aquello que descartan.

495. Los defensores mejor calificados serán impotentes para deshacer el prejuicio causado por los extremistas.

Testimonies, tomo 2, págs. 386–387.

ES imposible para los defensores más calificados de la reforma pro salud, liberar las mentes del público de los prejuicios recibidos a través del curso de acción equivocado de estos extremistas y colocar el gran tema de la reforma pro salud sobre una base correcta en la comunidad donde esos hombres han trabajado. La puerta también se cierra en gran medida, de modo que los incrédulos no pueden ser alcanzados por la verdad presente acerca del sábado y la pronta venida de nuestro Salvador. Las verdades más preciosas son puestas a un lado por la gente como inmerecedoras de atención. Se hace referencia a esos hombres como representantes de reformadores de la salud y guardadores del sábado en general. Una gran responsabilidad descansa sobre aquellos que han probado ser de esa manera una piedra de tropiezo para los incrédulos.

496. Nuestras propias opiniones producen pruebas humanas que obran en contra del mensaje divino de la reforma pro salud.

Consejos sobre el Régimen Alimenticio, págs. 247–248.

LA iglesia y el mundo necesitan toda la influencia, todos los talentos que Dios nos ha dado. Todo lo que poseemos debe ser empleado para su uso. Al presentar el Evangelio, no haga intervenir sus propias opiniones. Tenemos un mensaje mundial, y el Señor quiere que sus siervos guarden en forma sagrada las creencias que les ha otorgado. Dios ha dado a cada uno su responsabilidad. Por lo tanto no permitamos que se proclame un mensaje falso. No permitamos que se filtren problemas incompatibles con la importante luz de la reforma pro salud. La inconsecuencia de uno pesa sobre todo el cuerpo de creyentes; por lo tanto cuando uno cae en los extremos, la causa de Dios sufre gran daño.

Debe temerse la tendencia a llevar las cosas al extremo. Esto siempre me obliga a hablar para evitar que las cosas no sean comprendidas, de modo que el mundo no tenga motivo para pensar que los adventistas del séptimo día son un grupo de extremistas. Cuando procuramos sacar a la gente del fuego de un lado, entonces las mismas palabras que deben ser pronunciadas para corregir el daño se las usa para justificar la indulgencia del otro lado. Que el Señor nos guarde de las pruebas humanas y de los extremos.

497. No obremos para elevar a otros hacia falsas normas de carácter personal.

Joyas de los Testimonios, tomo 1, págs. 191–192.

Y YA que os aconsejamos que no comáis en exceso, aun de los mejores alimentos, queremos dirigir unas palabras de cautela a los extremistas para que no presenten una norma falsa ni procuren luego que todos se conformen con ella.

498. Dios tiene otros medios para que revelemos nuestra humildad que no son cruces de reforma pro salud hechas por los hombres.

Testimonies, tomo 1, págs. 205–206.

VI que Dios no requiere que ninguno tomo un curso de una economía tan rígida que debilite o perjudique el templo de Dios. Hay deberes y requerimientos en su palabra para humillar a la iglesia y hacer que sus miembros aflijan sus almas, y no hay necesidad de hacer cruces ni de fabricar deberes para angustiar el cuerpo para provocar humildad. Todo esto está fuera de la palabra de Dios.

499. El plan de inanición no nos dará una mentalidad espiritual ni glorificará a Dios.

Nuestra Elevada Vocación, pág. 267.

ES nuestro deber adiestrar y disciplinar el cuerpo a fin de rendir al Maestro el servicio más elevado posible. No debemos dejarnos controlar por las inclinaciones. No debemos dejarnos dominar por el apetito, ni consentir en el uso de aquello que no es para nuestro bien, simplemente porque halaga el gusto; tampoco hemos de procurar vivir según un plan de inanición, con la idea de que así nos haremos espirituales, y de que Dios será glorificado. Debemos emplear la inteligencia que Dios nos ha dado a fin de perfeccionar nuestro cuerpo, alma y espíritu para que podamos tener un carácter simétrico, tanto como una mente equilibrada, y hacer una obra perfecta para el Maestro.

500. Nuestro mensaje de reforma pro salud debe ser el mensaje divino.

Consejos sobre el Régimen Alimenticio, pág. 248.

SE me instruyó para que diga a los miembros de la Asociación _____ que habían insistido tanto sobre el asunto de la reforma pro salud, recalcando sus ideas y sus opiniones sobre otros, que el mensaje de ellos no era dado por Dios.

501. No debemos recargar a los hombres con cargas que no pueden llevar.

Lucas 11:46

AY de vosotros . . . porque cargáis a los hombres con cargas que no pueden llevar!

502. La iglesia es perjudicada cuando se promueven cosas que Dios no requiere.

Consejos sobre el Régimen Alimenticio, pág. 242.

DE esta manera la reforma pro salud es despreciada. La obra que hemos procurado edificar sólidamente es perturbada por cosas extrañas que Dios no exige. Las energías de la iglesia son perjudicadas.

503. Si erramos fuera del camino del medio, debería ser en favor del pueblo.

Consejos sobre el Régimen Alimenticio, pág. 249.

SI Ud. yerra, no lo haga alejándose del pueblo tanto como sea posible, porque entonces Ud. cortará el hilo de su influencia y no podrá beneficiarlo. Lo mejor es errar en favor del pueblo y no en contra de él, porque entonces hay esperanza de que el pueblo le seguirá, pero no hay necesidad de errar sea de un lado o del otro.

No necesita arrojarse al agua, o al fuego, sino que tome el camino del medio evitando los extremos. No dé la impresión de ser un administrador unilateral y desequilibrado. No se conforme con un régimen escaso y pobre. no permita que nadie le imponga un menú deficiente. Haga preparar sus alimentos en forma saludable y apetitosa; hágalos preparar en forma agradable, de modo que represente correctamente la reforma pro salud.

504. Es mejor no alcanzar el blanco que irse a los extremos.

Testimonies, tomo 3, pág. 21.

EN lo que respecta a reformas, haríamos mejor en llegar a un paso del blanco que un paso más allá de éste. Y si hay error en algo, que sea en favor del pueblo.

505. Avances en la reforma pro salud han de progresar solamente cuando las etapas anteriores se han realizado bien.

Joyas de los Testimonios, tomo 3, pág. 138.

AL enseñar la reforma pro salud, como en toda otra obra evangélica, debemos tener en cuenta la situación de la gente. Hasta que podamos enseñarle a preparar alimentos saludables, apetitosos, nutritivos, y sin embargo, poco costosos, no estamos libres para presentar los principios más adelantados de la alimentación saludable.

Sea progresiva la reforma alimenticia.

506. El presentar primero los puntos más convincentes desanimará a algunos de realizar cambios.

Testimonies, tomo 3, pág. 21.

SI nos acercamos a personas que no han sido instruidas con referencia a la reforma pro salud, y desde el principio les presentamos nuestros puntos más convincentes, existe el peligro de que se desanimen cuando vean cuánto tienen que abandonar, y no hagan ningún esfuerzo por reformarse. Debemos guiar a la gente gradualmente y con paciencia, teniendo en cuenta el abismo del cual fuimos rescatados.

507. Puede que al principio el enfermo requiera una dieta estricta pero ésta debe ser más variada a medida que su salud mejora.

Consejos sobre el Régimen Alimenticio, pág. 243.

ES posible que algunos vengan al sanatorio en una condición que exige un firme control del apetito, así como también un menú más sencillo. Pero a medida que mejora su salud hay que proporcionarles abundantes alimentos nutritivos.

508. Nuestra dieta actual debería fortalecernos para el tiempo de angustia, cuando se requerirá una dieta más restrictiva.

Consejos sobre el Régimen Alimenticio, págs. 203, 202.

ELLOS [los hijos de Dios] deben buscar descanso para su cuerpo y su mente y evitar el desgaste siempre que puedan, y deben ingerir alimentos nutritivos para mantener su fuerza; porque estarán obligados a ejercitar toda la fuerza que tengan. Vi que no glorifica a Dios en lo mínimo el que sus hijos atraigan sobre sí el tiempo de angustia . . .

Delante de nosotros está el tiempo de angustia; y cuando este llegue, la severa necesidad exigirá del pueblo de Dios que se niegue a sí mismo y que coma apenas para sostener la vida; pero Dios nos preparará para ese tiempo.

509. Nuestros hábitos de salud deberían ser en lo posible similares a los de los demás, sin sacrificar los principios.

El Ministerio de Curación, pág. 249.

LOS higienistas no procurarán distinguirse tanto como puedan de los demás, sino que se les acercarán en todo lo posible sin sacrificar los buenos principios.

510. Debemos ser firmes y decididos en favor de lo correcto, aunque evitando el fanatismo.

El Ministerio de Curación, pág. 249.

LA reforma higiénica está basada en principios amplios y de mucho alcance, y no debemos empequeñecerla con miras y prácticas estrechas. Pero nadie debe permitir que el temor a la oposición o al ridículo, el deseo de agradar a otros o influir en ellos, le aparte de los principios verdaderos ni le induzca a considerarlos livianamente. Los que se dejan gobernar por los buenos principios defenderán firme y resueltamente lo que sea correcto; pero en todas sus relaciones sociales darán pruebas de generosidad, de espíritu cristiano y de verdadera moderación.

511. Debemos dar oportunidad para que el Espíritu Santo trabaje.

Fundamentals of Christian Education, pág. 363.

QUE los educadores le den oportunidad al Espíritu Santo para que trabaje en los corazones humanos.

512. Debemos darle la oportunidad a Cristo para que ministre a los que le siguen.

Manuscript Release, 163-8.

EL alma que acepta a Jesús se coloca bajo el cuidado del Gran Médico, que los hombres tengan cuidado de interponerse entre el paciente y el Médico que discierne todas las necesidades del alma . . . Pero los hombres son tan entrometidos, quieren hacer tanto, que se exceden en las cosas, no dejándole a Cristo ninguna oportunidad de obrar.

513. A causa de las diferencias en cuanto a la tolerancia hacia los alimentos, cada uno debe descubrir la mejor manera de tener una dieta saludable.

Consejos sobre el Régimen Alimenticio, pág. 593.

EXISTE una amplia diferencia en las constituciones y los temperamentos, y las exigencias del organismo difieren grandemente en distintas personas. Lo que sería alimento para uno podría ser veneno para otro; de manera que no pueden sentarse reglas precisas que cuadren con todos los casos. Yo no puedo comer habichuelas (judías verdes), porque son veneno para mí; pero que yo diga que por esta razón nadie debe comerlas, sería sencillamente ridículo. Yo no puedo comer ni una cucharada de salsa hecha con leche, ni tostadas servidas con leche, sin sufrir la consecuencia; pero otros miembros de mi familia pueden comer estas cosas, sin tener ningún mal efecto; por lo tanto yo tomo lo que sienta mejor a mi estómago, y ellos hacen lo mismo. No cruzamos palabras al respecto ni discutimos; todo se mueve armoniosamente en mi gran familia, porque yo no trato de dictar lo que ellos deben o no deben comer.

514. El proveer una variedad de alimentos saludables y apetitosos permitirá que cada persona escoja lo que es mejor para ellos sin que haya controversia.

Consejos sobre el Régimen Alimenticio, pág. 590.

YO consumo la comida más sencilla, preparada de la manera más simple. Por meses mi régimen principal ha sido fideos y tomates envasados cocinados juntos. Esto lo como con pan retostado. También tengo alguna clase de fruta cocinada y a veces pastel de limón. Maíz seco, cocinado con leche o con un poco de crema, es otro plato que uso a veces.

Pero los otros miembros de mi familia no comen las mismas cosas que yo. No me erijo en un criterio para ellos, sino que dejo que cada uno siga sus propias ideas acerca de qué es lo mejor para él. No ato la conciencia de ninguna otra persona a la mía. Una persona no puede ser criterio para otra en materia de alimentación. Es imposible hacer una regla para que todos la sigan. Hay algunos en mi familia que gustan mucho de las habichuelas, en tanto que para mí éstas son veneno. Nunca se coloca mantequilla en mi mesa, pero si los miembros de mi familia quieren usar un poco de ella fuera de la mesa, están en libertad de hacerlo.

Nuestra mesa se pone dos veces por día, pero si hay personas que quieren algo para comer por la tarde, no hay regla que les prohíba hacerlo. Nadie se queja o sale de nuestra mesa insatisfecho. Siempre se provee una variedad de alimentos sencillos, sanos y sabrosos.

La Obra Final

515. Podemos mantener la confianza en la reforma pro salud evitando los extremos, si seguimos a Dios en vez de al hombre.

Consejos sobre el Régimen Alimenticio, págs. 248–249.

EL Hno. y la Hna. _____ llevaron el asunto de la complacencia en la comida hasta el extremo, y el instituto [sanatorio] se desmoralizó. Ahora el enemigo quiere empujarlo a Ud. al extremo opuesto, si puede hacerlo, para que tenga un régimen deficiente. Ejerzamos cuidado para mantenernos en equilibrio y con ideas sensatas. Procuremos la sabiduría del cielo y avancemos con inteligencia. Si Ud. adopta posiciones demasiado radicales, se verá obligado a retroceder, y entonces por muy concienzudo que haya sido, habrá perdido en su propio juicio, y nuestros hermanos así como los incrédulos perderán su confianza en Ud. Tenga cuidado de no ir más ligero de lo que le permite la luz de Dios. No siga ideas humanas, pero avance inteligentemente en el temor de Dios.

516. Dios intervendrá para contrarrestar los resultados de las ideas exageradas que él no ha requerido.

Joyas de los Testimonios, tomo 3, pág. 362.

LA obra que nos hemos esforzado por levantar sólidamente se confunde con las extravagancias que Dios no ha ordenado, y las energías de la iglesia se ven estorbadas. Pero Dios intervendrá para contrarrestar los resultados de ideas tan extremistas.

517. Dios promete que su programa de reforma pro salud será presentado con gran éxito.

Medical Ministry, pág. 271.

EL Señor ha presentado ante mí el hecho de que muchos, muchos han de ser rescatados de la degeneración física, mental y moral a través de la influencia de la reforma pro salud. Se darán charlas, publicaciones se multiplicarán. Los principios de la reforma pro salud serán recibidos con beneplácito; y muchos serán instruidos. Las influencias que están asociadas con la reforma pro salud la recomendarán al buen juicio de todos los que quieran luz; y avanzarán paso a paso a recibir las verdades especiales para este tiempo.